L'équithérapeute cultivé

Du même auteur

— *Regards sur la médiation équine* (2014), directeur d'édition des actes du 2ᵉ colloque national de l'IFEq : IFEq Éditions

— *Des besoins actuels en équithérapeutes* (2011) : Presses Xénophon

— *Sophrologie, relaxation et équithérapie* (2008), en collaboration avec Karine Martin : Presses Xénophon

— *L'offre et la demande en thérapie avec le cheval* (2003), mémoire de recherche sous la direction de Jocelyne Joureau-Coslin : Université Paris 5 – René Descartes

— *Raisonnement déductif, apprentissage à l'inhibition et amorçage négatif : le cas du biais d'appariement chez l'enfant d'âge scolaire* (2002), mémoire de recherche sous la direction de Sylvain Moutier : Université Paris 5 – René Descartes

— *L'expression des émotions chez le patient déficient intellectuel en thérapie avec le cheval* (2001), travail d'étude et de recherche sous la direction de Jacques Roucher : Université Paris 5 – René Descartes

Nicolas Emond

*

L'équithérapeute cultivé

Essai

Éditions IFEq

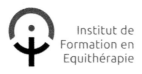

Institut de
Formation en
Equithérapie

Remerciements

à Nathalie Ferron

*initiatrice et soutien à la réalisation de cet ouvrage
malgré l'adversité*

*

à Yannick Gillant

*l'homme à penser,
relecteur craint et bienvenu*

*

à Sophie Peignier

*sa modestie la laisse dans l'ignorance de
l'élan que ses réflexions inspirent*

ISBN : 979-8-847-71904-9
Dépôt légal : septembre 2022 (1ᵉ édition)

Crédit couverture : Igor Mitoraj, *Centauro*

© Institut de Formation en Equithérapie – 2022
31 rue des Cailloux – 92110 CLICHY – France
contact@ifequitherapie.fr
https://www.ifequitherapie.fr

Table des matières

Avant-propos

La tentation était forte.

L'équithérapie est mal connue, et a besoin d'être expliquée, démystifiée, vulgarisée. Le public mériterait de s'y intéresser davantage et qu'on lui explique pourquoi et comment il devrait y avoir recours. Les porteurs de projets voudraient en connaître plus, et attendent des conseils et directives pour savoir ce qu'*il faut* faire et qu'on réponde à leurs questions pratiques. Les professionnels attendraient des solutions aux mille problèmes que le terrain leur glisse entre les mains.

Il était tentant de céder à la Sirène des Temps. Rédiger un manuel pour les élèves. Donner des directives pour dire quoi faire. Expliquer et être pédagogue pour être compris et suivi. Ça aurait peut-être été la meilleure façon d'attirer l'attention sur cet ouvrage, et de le diffuser le plus largement en toute occasion. Mais à l'ère de l'information, l'Univers regorge de bons conseils, de tutoriels, de trucs et astuces, de modes d'emploi. En fallait-il un de plus, en estimant faire un meilleur travail ? Des légions de sachants tiennent le discours du savoir, essaimant des vérités tenues sur des expériences, intuitions ou faits scientifiques. J'en suis. *Il faut* bien l'être. Il y a des moments où le Grand Dessein de développer sa filière professionnelle passe par la nécessité de formuler et transmettre ses certitudes et ses croyances. Tenir ce discours qui assène le vrai et impose ses visions va de pair avec une carrière qui laisse une large place à la formation ; c'est d'ailleurs, pour moi, une démarche enthousiasmante que d'assurer ce rôle de transmission, de lien entre les générations d'équithérapeutes et de praticiens en médiation équine.

J'ai essayé, pourtant.

L'envie de rédiger un ouvrage de synthèse, une étude princeps, la Bible des connaissances sur l'équithérapie, a largement poussé la plume dans les premiers mouvements d'écriture. Le désir de reconnaissance à travers le savoir et la capacité à transmettre est toujours là ; mais il a fait son chemin. J'en ai pris mon parti : car les manuels abondent, et même si aucun ne me ressemble, j'ai suffisamment exprimé mes connaissances, techniques et conceptions aux centaines d'équithérapeutes que j'ai accompagnés en formation pour ne pas avoir besoin de le faire une fois de plus et par écrit. La plaie des Temps n'est pas la plaie de la connaissance : l'équithérapie ne manque pas de savoirs. Et les savoirs sont disponibles pour ceux qui souhaitent les acquérir. Mais l'équithérapie souffre d'une indigence propre à l'époque où les algorithmes régulent nos vies, orientent ce qu'*on doit* lire, organisent notre attention et gèrent notre vigilance, sélectionnent les informations portées à notre connaissance en en garantissant notre appréciation, et étranglent notre capacité d'action en la limitant à des décisions motrices stéréotypées liées au plaisir immédiat du like ou de la notification. Nous sommes devenus paresseux en laissant les machines travailler pour nous. Que devenons-nous en délégant notre capacité à penser ? Pourrons-nous toujours être équithérapeutes ?

Tantôt prisonnière du concret, tantôt perdue dans les concepts, l'équithérapie pourrait se résumer à des idées théoriques et à des listes bien commodes de *il faut* commandant des pratiques normées et conformes à des standards désincarnés. Cet ouvrage aurait pu en faire l'inventaire.

Mais j'ai soif de réfléchir.

Le savoir et la technique ont déjà leur place en équithérapie. Celle pour qui je me bats aujourd'hui, c'est la culture. Elle est bien présente, mais elle est méprisée, par manque de valeur objective et marchande. On veut des compétences, des qualifications attestées par des diplômes certifiés, des réponses, des solutions, des tutoriels, des garanties-qualité, des évolutions chiffrables, des progrès objectifs : mais combien pensent encore pouvoir être sauvés par la culture professionnelle ? Quelle administration s'intéresse à notre histoire, à nos valeurs, et à nos usages pour valider l'intérêt ou même la seule réalité de l'équithérapie ? Où sont les futurs professionnels et les porteurs de projets qui sont animés prioritairement par la conviction que leur réussite passera impérieusement par un patrimoine commun qui va faire d'eux des équithérapeutes, soudés immatériellement et éternellement les uns aux autres ? Nous sommes arrivés à l'heure où nos pères fondateurs nous quittent les uns après les autres, et à laquelle nous nous trouvons empêtrés entre l'héritage archaïque qu'ils nous ont remis, et les attentes impersonnelles et calibrées de la société de la bienveillance, des normes et des algorithmes, qui nous pousse à agir sans penser, et qui fonde son salut sur la valeur marchande de produits et concepts vides de sens. Une partie de ce que nous avons reçu n'est plus utile aujourd'hui, ou n'est plus actuel ; pourquoi ne pas en faire table rase ? Ce que l'époque nous réclame nous éloigne du sens des choses, en valorisant les apparences, la communication par éléments de langage, et les mots-clé. Le *novlangue* guette, et l'équithérapie n'en sera pas épargnée – elle est déjà attaquée par les mots. Nous-mêmes sommes menacés de toutes parts en étant incités à nous exprimer en langage SMS, par copier-coller, par des boutons binaires, par des sigles dont nous ignorons le sens, en hashtags et en émojis. Quel rempart préservera l'équithérapie si les équithérapeutes perdaient leur capacité à faire sens, notamment s'ils ne pouvaient plus penser à travers le sens des mots et la logique qu'ils forcent ? Peut-être est-ce le cri d'un monde ancien, mais le retour à la réflexion s'est imposé de lui-même dans l'écriture de cet ouvrage. La parole s'est faite glose. Le discours s'est tourné vers la pensée critique. La discussion s'est installée. Des idées nouvelles sont apparues et ont invoqué des figures de l'ancien temps. Les chevaux ont bien cherché à s'inviter, mais aujourd'hui leur place est paisible et assurée – ils n'ont pas eu besoin de se débattre, ils sont toujours là, de toutes façons.

L'équithérapeute cultivé, c'est celui à qui j'adresse cet ouvrage. C'est celui en quête de la nourriture céleste, qui cherche à se prémunir contre la dictature du prêt à penser et celle du choix forcé, qui aime à réfléchir et ne craint pas la contradiction. Peut-être est-ce l'équithérapeute actuel. Peut-être est-ce un équithérapeute en devenir. C'est un équithérapeute qui est ou sera libre. Je prends le pari que ce livre puisse être lu à profit autant par des lecteurs novices curieux de médiation équine (ils y trouveront des informations et des pistes pouvant alimenter leurs recherches), que par des porteurs de projets ou futurs professionnels (différents thèmes de réflexion pourront participer à leur formation et les aider à prendre du recul sur des questions courantes ou certitudes communes), et que par des confrères médiateurs équins ou équithérapeutes (qui y trouveront des éléments de réflexion plus avancés, des sujets de débat, et peut-être des informations sur différents aspects peu connus du paysage institutionnel et du développement de la filière).

L'équithérapeute cultivé, c'est aussi l'équithérapeute de demain, celui que le formateur qui rédige l'ouvrage cultive, le chérissant et l'appelant de ses vœux. Celui, paradoxalement, qu'on amène à penser par lui-même. Ce n'est pas seulement la graine lancée paternellement dans le sillon, c'est aussi et avant tout le travail intellectuel autour de la graine que chacun soigne et arrose chez lui, c'est l'action que nous entreprenons sur nous-mêmes en nous occupant à penser pour pouvoir devenir et être. Cultiver ce qu'est un équithérapeute, c'est le travail de la terre qui s'est imposé à moi, et que ce livre mène pour que de nouvelles graines germent et fleurissent. Car la culture n'est pas que contenu, elle est surtout processus. Elle n'est pas tant le résultat de l'échange que l'expérience d'échanger, de se lier, de se confronter, de s'accorder, de se saisir.

Alors, c'est un essai.

On objectera avec un certain à-propos l'immodestie d'une démarche sous-entendant un discours magistral. L'ouvrage ressasse des certitudes et des vérités, à n'en point douter, mais son intention ne s'y trouve pas. C'est la recherche de sens qu'il convient d'y lire : elle passe parfois par l'orgueil, souvent par le désaccord, et il lui arrive d'emprunter la voix de la mauvaise foi. L'ouvrage n'est pas une œuvre : il ne s'agit pas d'une réflexion finale, et il n'est question pour ce travail ni de trancher définitivement aucune hypothèse, ni de résoudre quelque problématique. C'est un essai, à caractère technique, historique, et scientifique. Il ne prétend pas détenir de vérité autrement que celle de l'auteur au moment où il le publie. Certaines idées qu'il contient seront anéanties dans les méandres de l'avenir – qu'il se réserve le droit de faire voler toutes les certitudes en éclats. Les passages les plus polémiques piqueront certains – s'ils s'estiment étrangers à l'irritation qu'ils ont eux-mêmes provoquée, ils s'octroieront le privilège d'une réponse qui – sait-on ? – pourra peut-être tous nous amener à mieux concevoir nos positions et nos différends. Qu'ils soient assurés sur mon intention : elle n'est pas de causer du tort ; la liberté de l'écriture m'a fait omettre de taire des débats qui méritaient leur place dans cet *opus* en alimentant, quoi qu'on puisse reprocher aux objections, les réflexions.

Nicolas Emond

Aux origines de l'équithérapie

L'équithérapie est souvent vue à travers le prisme de la nouveauté, peut-être parce qu'elle semble assez en accord avec les évolutions sociétales que nous connaissons en ce début de XXI⁰ siècle.

Prenant le contre-pied des approches et projections post-humanistes, qui prédisent une dissolution progressive de l'âme et de la nature humaine dans les technologies à travers la généralisation de la doctrine scientiste qui condamne l'univers entier à la rationalité et à la prédictibilité, la société invoque aussi un retour à l'authenticité, un mouvement vers la nature, vers la décroissance et la lenteur. Faire appel aux chevaux pour soulager les maux de l'âme : l'idée peut sembler moderne et actuelle. C'est un soin qui se passe de médicaments et des ambitions ambiguës des industries pharmaceutiques. C'est un soin hors cadre réglementé, qui dispense du

« parcours de soin » technocratique, des cotations absconses de la sécurité sociale, et des protocoles standardisés qui s'adressent à des maladies plutôt qu'à des personnes. Mais c'est aussi un soin incarné, dans le moment présent, qui implique une rencontre à la fois humaine et interspécifique, et qui semble se fonder sur une « expérience » singulière, poétique et chaleureuse.

L'air du temps semble indiquer que l'équithérapie est récente, neuve, innovante, expérimentale, jeune, et peu étayée.

Mais l'air du temps ignore que le 1er ouvrage technique de référence paru en France sur le sujet (*La Rééducation par l'équitation*) a été publié par Hubert Lallery et Renée de Lubersac il y a près d'un demi-siècle, en 1973.

Plus encore, en s'intéressant à la question de l'origine de l'équithérapie, on s'aperçoit qu'il semble, au contraire, que l'humanité n'ait jamais existé sans avoir recours aux chevaux pour assurer sa santé.

Bien évidemment, les sources documentaires sont beaucoup plus nombreuses, précises et étayées depuis les années 90, qui ont vu l'institutionnalisation de l'équithérapie et des médiations équines. Mais à toutes les époques, des récits, articles ou expériences viennent nous rappeler combien nous n'avons pas inventé grand-chose en matière de médiation équine depuis des générations. En remontant plus loin encore, avant la domestication du cheval et jusqu'aux traces archéologiques des civilisations préhistoriques, on est encore sidérés de constater que, déjà, les hommes avaient recours aux chevaux pour conserver leur santé.

Le chamanisme préhistorique

La fascination que les chevaux exercent sur l'homme est manifeste dès les premières traces archéologiques de l'Homo sapiens, et trouve sans doute une partie de son origine dans les mœurs de son grand-cousin néandertalien.

Les chevaux sauvages de l'époque, qui sont eux-mêmes les ancêtres du cheval domestique que l'on connaît, petits, trapus, très rustiques, sont chassés dans leurs habitats naturels de plaines, steppes et de forêts. Pour les premiers hommes, il y a probablement déjà un certain avantage et une certaine richesse à vivre dans un environnement fréquenté par des chevaux, gibier qui sera sans doute salutaire à la survie des Néandertaliens.

L'avènement de l'homme spirituel et de pratiques religieuses, qui mêlent magie, art et santé, va de façon certaine s'appuyer sur les chevaux. On en retrouve des traces dans les objets laissés par les hommes de la préhistoire : cordelettes en crin, tambours en peau de cheval, outils ou sculptures en os de cheval… Les chevaux sont chassés certes pour leur viande, mais ils sont aussi sacrifiés à des fins religieuses, de communication avec l'autre monde, pour contrebalancer ou éviter la mort d'un homme malade, ou pour envoyer le cheval chercher l'âme du malade dans le monde des esprits.

Les merveilleuses peintures rupestres représentent en grand nombre des chevaux. Ces peintures ne semblent pas uniquement décoratives, mais avoir été réalisées au cours de rituels chamaniques, qui permettent aux hommes d'invoquer les dessins et aident le chaman à atteindre la transe qui va le conduire, assisté ou guidé par des chevaux réels ou représentés, vers le monde des esprits. Ainsi, des peintures vont être tracées en utilisant des sculptures de chevaux, parfois réalisées en os de cheval, qui, par projection de leur ombre sur les murs des grottes, vont créer des représentations en motif, où les notions de réel, de représentation et de projection prennent sens dans l'expérience artistique.

Le chaman, sorcier préhistorique, guérit ses compagnons en faisant appel aux chevaux : il peut s'agir d'un vrai cheval qui va venir l'assister pendant un rituel magique. Le cheval capturé, le rythme de son pas et le rythme du tambour en peau de cheval, les drogues qui peuvent être prises par le chaman dans des objets en peau ou os de cheval : tout concourt à atteindre la transe. Dans cette médecine traditionnelle, être malade, c'est avoir perdu son âme, ou avoir laissé une partie de son âme errer dans un autre monde. Peut-être parce qu'ils évoquent la vitesse, peut-être parce qu'ils peuvent apparaître et disparaître rapidement, peut-être parce qu'ils sont insaisissables, ou encore parce que leur charisme exerçait déjà une fascination sur l'homme : les chevaux sont vus comme le moyen par excellence pour se déplacer vite et loin, pour se rendre dans l'ailleurs fantastique du monde des esprits ou du monde des morts. Véhiculés par les chevaux, présents, vifs, morts, imaginaires ou symboliques, les chamans en transe voyagent au-delà de ce que les sens communs peuvent percevoir. Ou ils peuvent missionner des chevaux, sacrés ou idolâtrés, pour qu'ils transmettent un message aux esprits invisibles, ou qu'ils accomplissent quelque tâche dans l'autre monde. En changeant d'état ou en accédant au monde des esprits, on récupère en rêve l'âme perdue du malade, ou on lui demande de revenir en lui donnant un moyen ou un véhicule pour traverser les frontières. Il restera parfois à sacrifier le cheval pour rendre à l'autre monde l'âme qui lui a été retirée par le chaman, et rétablir l'équilibre naturel.

Les défunts ne sont pas en reste : les traditions dans lesquelles les morts sont enterrés en compagnie de chevaux, sacrifiés pour l'occasion, semblent se perdre dans la nuit des temps, et seront encore pratiquées jusqu'au Moyen Âge. C'est en suivant cette coutume ancestrale que sera inhumé Childéric Ier, Roi des Francs et père de Clovis, en 584. La symbolique des enterrements accompagnés de chevaux, de représentations de chevaux ou d'objets équestres, est simple : les vivants comptent sur les chevaux pour conduire l'âme du défunt dans un autre monde favorable. En offrant des chevaux au mort, on lui offre un véhicule, mais aussi un guide d'après l'idée selon laquelle les chevaux ont le pouvoir de traverser les différentes dimensions.

L'idée du cheval guide spirituel n'a donc pas attendu le XXIe siècle pour émerger. Les techniques et conditions ont bien changé, les arguments ont suivi les époques, mais le support des chevaux pour la santé, la guérison, et dans les transitions de l'existence est présent depuis les temps immémoriaux.

L'Antiquité : rien à ajouter.

Platon relate le monde de son époque, et en particulier il transmet les traditions de soin qui ont cours dans les temples dédiés au dieu-médecin Esculape. L'équitation fait alors partie des actions proposées aux malades souffrant d'affections notamment psychiatriques. La médecine de l'Antiquité repose en bonne partie sur la théorie des humeurs, qui veut que la santé représente un état d'équilibre harmonieux entre 4 fluides corporels que sont le sang, le flegme, la bile jaune et l'atrabile. Chaque fluide étant associé à une saison, un élément (feu, air, terre, eau), et son excès ou son manque à une série d'affections. L'excès de flegme rend insensible et apathique ce qui emmène le flegmatique à l'isolement. Si l'atrabile prend le dessus, c'est la tristesse qui s'installe et la mélancolie qui guette. Les humeurs varient spontanément selon les cycles de la nature, les personnes, les saisons et les âges. Mais en cas de déséquilibre, la maladie s'installe et on peut y remédier par les éléments (ajouter du chaud, du froid, du sec ou de l'humide), des purges ou saignées qui visent à permettre à l'humeur excédentaire de s'écouler, une alimentation appropriée qui, à travers les éléments apportés, va chercher à contrer les déséquilibrés des fluides, ou encore l'exercice physique qui favorise leur circulation. Parmi les activités préconisées, l'équitation est une des disciplines reines, car elle permet d'augmenter la chaleur des flegmatiques et donc de réduire la dépression, mais elle peut aussi, grâce au grand air, refroidir les bileux et réduire leurs colères et angoisses, et d'une façon générale favoriser la circulation du sang et donc ramener la joie et la chaleur de la « bonne humeur ».

Hippocrate confirme que l'équitation est une activité favorable pour le maintien en bonne santé, mais aussi à titre préventif pour éviter les maladies. La mise à cheval a des vertus curatives et prophylactiques déjà connues, aussi bien en ce qui concerne la santé physique (fortifier les membres, augmenter le tonus) que mentale (améliorer les humeurs, réduire l'insomnie). Le contact du cheval est aussi considéré comme un excellent moyen de favoriser le développement et l'éducation des enfants et des adolescents.

Asclépiade de Bithynie, à la jonction du monde grec et du monde romain, s'il se veut héritier des traditions d'Hippocrate, adoptera une doctrine médicale se détachant des effets présupposés favorables de la nature, réfutant la théorie des humeurs, et s'appuyant sur une représentation plus mécaniste et atomiste de la santé et de la maladie. Ses traitements se veulent méthodiques, pragmatiques et fondés sur les résultats d'expériences, en préconisant les moyens qui semblent le mieux fonctionner dans les cas similaires. Parmi les méthodes préconisées, si on peut citer la musique dans le traitement des affections mentales, la pratique de promenades à cheval est l'une des activités physiques les plus prescrites. C'est aussi à son œuvre que l'on connaît les effets favorables de l'équitation sur l'épilepsie et les paralysies.

Médecin personnel de plusieurs empereurs de Rome, Galien eut l'oreille de Marc Aurèle pendant une grande partie de son règne. Influent après l'avoir guéri d'affections qu'aucun autre médecin n'avait su soulager, Galien voit en Marc Aurèle un souverain qui est freiné par sa difficulté à prendre des décisions et à agir avec rapidité. C'est en lui préconisant de pratiquer davantage l'équitation pour en tirer les leçons qu'il aida l'empereur à devenir un souverain plus efficace car c'est au contact des chevaux qu'il apprit à réagir au bon moment et à faire les choix qui s'imposent.

Aussi, si on veut résumer les connaissances en matière de médiation équine qui se sont développées entre le VIᵉ siècle avant Jésus-Christ et le IIᵉ siècle de notre ère, les auteurs et médecins ont déjà identifié les bénéfices de l'équitation et du contact du cheval pour :

— la biomécanique du corps ;

— certaines affections organiques comme l'épilepsie ;

— le tonus corporel et l'équilibre moteur ;

— la santé mentale, notamment en ce qui concerne les troubles de l'humeur, l'anxiété, les troubles du sommeil et l'isolement ;

— aussi bien dans des visées curatives que préventives ;

— le développement intellectuel, physique et social des jeunes gens ;

— le développement d'habiletés personnelles ;

— l'amélioration des compétences professionnelles.

Tous ces acquis couvrent, déjà à cette époque, les différents champs de la médiation équine qui se sont institutionnalisés aux XX\ :sup:e et XXI\ :sup:e siècles :

— l'hippothérapie ;

— la thérapie avec le cheval ;

— l'équithérapie ;

— la médiation équine à caractère social ;

— le horse-coaching.

De fait, il n'y a plus d'invention majeure en médiation équine depuis cette période : toute l'histoire ultérieure n'est qu'adaptation de ces grands principes et courants aux évolutions des connaissances et pratiques médicales qui vont suivre. Il est frappant, à la lecture de ces auteurs anciens, de constater que nous n'avons fait qu'apporter des précisions et catégorisations, diversifier les situations et moyens d'application de ces principes fondateurs, et mieux organiser la filière en structurant davantage les praticiens, en mettant en place des systèmes et transmission des connaissances, en essayant d'améliorer l'identification des champs, pratiques et praticiens, et en essayant d'apporter à ces *corpus* anciens une validation sur la base de la médecine fondée sur les preuves que la société actuelle réclame pour accorder le statut de « vrai » à tout moyen thérapeutique recherchant une officialisation.

Enfin, il est notable de constater que ces vertus et bénéfices sont rapportés exclusivement par le monde de la médecine antique : si des philosophes sont impliqués dans la transcription et la transmission de ces connaissances, elles sont toujours issues, à leur origine, de traditions médicales, tirées des pratiques des médecins exerçant dans les temples d'Esculape ou formés à la médecine par les disciples de cette médecine officielle. On ne trouve a priori pas d'écrits antiques sur les bienfaits de l'équitation qui soient issus du monde équestre, pourtant florissant et nourri par une littérature assez fournie dans la Grèce et la Rome antiques. Le clivage entre d'une part le monde équestre agricole et la cavalerie guerrière, et d'autre part le monde de la santé semble exister dès cette époque – ce qui peut laisser penser que la distance entre ceux qui sont les plus proches des chevaux (les équitants) et ceux qui envisagent le mieux l'effet des chevaux sur la santé (les soignants) ne date pas non plus de l'histoire du XXe siècle.

Le modèle d'organisation de la filière actuelle ne doit donc pas grand-chose à une création récente ou à des découvertes ou inventions nouvelles. L'essentiel de la structure du paysage d'aujourd'hui est déjà contenu dans l'état des connaissances, leur mode de production et leur mode de diffusion d'il y a 2000 ans.

Du Moyen Âge à la révolution industrielle : une rationalisation des *corpus*

Le sujet de la médiation équine disparaît totalement de la littérature avec la chute de l'empire romain, et ne fera ensuite plus que des apparitions brèves et allusives jusqu'à l'avènement de l'époque moderne.

On cite traditionnellement Mercuriale qui, dans son *Art de la gymnastique*, rappellera que l'équitation n'exerce pas que sur le corps mécanique, mais a aussi pour effet une amélioration du tonus, de l'équilibre, et de la sensorialité.

Ainsi que Diderot et d'Alembert qui, en 1751, vont intégrer dans leur *Encyclopédie* le premier écrit abordant la médiation équine en français : un article sur l'équitation à usage médical, qui rappelle que la monte à cheval est une activité qui a été recommandée de tous temps à la fois pour guérir mais aussi pour prévenir diverses maladies, et que l'exercice physique qu'elle implique est au rang des meilleures indications favorisant le maintien d'une bonne santé.

À partir du XIXe siècle, les publications vont se diversifier et on trouvera davantage de littérature, en particulier sous forme de thèses de médecine, de travaux de recherche, d'études de cas, ou de communications orales ou écrites à caractère scientifique. La médecine moderne va rationaliser les apports du cheval, en commençant par ses apports physiologiques et moteurs. Le mouvement que le pas du cheval imprime sur le bassin, le tronc et les membres inférieurs de l'homme sont décrits plus précisément, au point que certains auteurs vont aller jusqu'à fabriquer des appareils mécaniques cherchant à reproduire le mouvement du pas du cheval à des fins de rééducation. La compréhension du caractère électro-chimique du système nerveux et le développement d'outils de mesure plus performants va conduire à des analyses des vibrations et stimulations reçues par les cavaliers pour tenter de mieux comprendre comment la monte influence l'homme à cheval, et comment elle peut être utilisée pour réguler des défaillances nerveuses organiques ou fonctionnelles. Les cas cliniques de patients soignés par l'intermédiaire d'activités équestres sont rapportés, décrits et analysés pour tenter d'identifier les modèles d'action de la médiation équine et d'en tirer des indications pour de futurs patients. On trouve aussi des récits d'expériences dans lesquelles des structures hospitalières se sont appuyées sur des ateliers d'équitation pour améliorer l'alliance thérapeutique, en particulier en Angleterre pendant la 1ᵉ guerre mondiale où des hôpitaux universitaires ont mis en avant l'effet favorable de séances d'équithérapie pour les blessés de guerre longuement isolés et hospitalisés, et dont une partie dépérissait d'ennui et de désespoir.

Le mythe fondateur : Lis Hartel

La médiation équine moderne et tous les développements qu'on lui connaît aujourd'hui s'organisent, à l'international, à partir d'une date-clé qui joue le rôle d'année 0 et de mythe fondateur de la discipline – faisant par ailleurs fi des apports des époques antérieures, malheureusement considérées comme archaïques et dépassées, et qui n'attirent plus l'intérêt des praticiens, chercheurs et étudiants sinon pour leur charme historique qui, soit dit en passant, n'a à notre connaissance jamais fait l'objet de recherches avancées en dehors de la récapitulation de citations ou la localisation d'articles ou ouvrages anciens. Un mythe fondateur, c'est une histoire qui se transmet au sein d'un groupe culturel et à partir de laquelle se construit un sentiment d'appartenance, une reconnaissance interne, et une culture de groupe. Ces mythes ont à la fois une dimension sociale (ils rassemblent ceux qui partagent cette même culture et les différencient des personnes externes au groupe) et une dimension identitaire (c'est un trait commun sur lequel s'échafaude la représentation d'une filiation commune, trait par lequel chacun peut se sentir directement impliqué en tant qu'héritier ou descendant de l'histoire partagée, et dont il peut par ailleurs identifier toutes les paternités symboliques qui le raccordent au mythe). Le corps des praticiens d'aujourd'hui s'inscrit donc dans ce mythe, qui est raconté au sein de toutes les formations spécialisées et unit les professionnels de tous les pays.

Il y a quelques particularités au mythe fondateur de la médiation équine. D'une part il s'agit d'une histoire récente : il est donc facile de s'identifier et de retracer la route qui nous sépare de lui, les époques étant encore comparables et le chemin étant assez court dans le temps. Et d'autre part il s'agit d'une histoire bien réelle : elle a certes subi l'outrage de la répétition et de la médiatisation, mais les personnages concernés étaient encore vivants il y a peu, ils sont incarnés, et la rumeur populaire qui y a été associée semble avoir marqué la génération qui les a connus. En médiation animale, le mythe fondateur est l'histoire du psychiatre américain Boris Levinson, qui découvre, en 1953 et par hasard au détour d'une séance, que la présence de son chien dans son cabinet modifie radicalement et immédiatement le comportement d'un de ses patients. En médiation équine, c'est l'histoire de Lis Hartel qui joue ce rôle.

Lis Hartel est une cavalière danoise de niveau national, née en 1921. À l'âge de 23 ans, juste après avoir remporté pour la 2e fois les championnats danois de dressage, et alors qu'elle est enceinte d'un 2e enfant, elle contracte brusquement la poliomyélite. Des raideurs qui se transforment rapidement en paralysie totale : quelques jours plus tard, Lis Hartel ne peut plus du tout bouger et est hospitalisée. Sa fille Anne naîtra indemne quelques semaines plus tard, mais en dépit des traitements reçus, Lis sort de l'hôpital gravement handicapée après 4 mois de traitements intensifs. Les jambes totalement immobiles, avec de grandes difficultés à contrôler son tronc et ses membres supérieurs, elle est incapable de se déplacer seule et son pronostic médical est réservé. Les médecins lui annoncent qu'elle est condamnée au fauteuil roulant, qu'elle pourra au mieux espérer se tenir seule debout avec 2 cannes, et qu'elle ne remontera plus jamais à cheval.

Lis Hartel ne va toutefois pas s'apitoyer sur son destin, et va s'accrocher au rêve de sa vie : être la 1e femme à participer aux Jeux Olympiques. Il faut savoir qu'à l'époque, le haut niveau équestre, et notamment les Jeux Olympiques, est strictement réservé à des compétiteurs officiers : seule l'élite masculine et militaire concourt, et l'un des combats de Lis Hartel était, déjà avant sa maladie, de faire en sorte que ces règles évoluent avec la société pour pouvoir concourir au plus haut niveau en tant que femme et en tant que civile. L'histoire raconte aussi qu'il y avait, dans l'entourage de Lis Hartel, une kinésithérapeute : Elsebeth Bødtker. Elle-même cavalière, elle aurait encouragé Lis à poursuivre ses ambitions, et l'aurait aidée à transgresser l'interdit médical afin qu'elle remonte à cheval, et poursuive sa rééducation au moyen d'exercices qu'elle aurait supervisés.

Les détails de sa rééducation ne nous sont pas parvenus, mais toujours est-il que l'histoire de Lis Hartel a fait les choux gras de la presse quand, aux Jeux Olympiques de 1952 à Helsinki – qui furent les 1ers Jeux Olympiques dans lesquels les épreuves équestres ont été ouvertes aux civils et aux femmes (qui concourent depuis lors, cas unique dans le paysage du sport, dans les mêmes épreuves que les hommes et à égalité) – le public découvrit sur la 2e marche du podium une jeune femme de 29 ans qui ne pouvait pas monter seule en selle, mais qui avait surpassé à cheval pratiquement tous les meilleurs cavaliers mondiaux, et alors même que la médecine l'avait condamnée, quelques années plus tôt, à ne plus jamais marcher. En 3 ans après le début de sa polio, la rééducation intensive à laquelle elle s'était astreinte, et en particulier à cheval, lui avait permis de retrouver la pleine mobilité de son tronc et de ses membres supérieurs, et une partie de la mobilité de ses jambes bien qu'elle soit restée paralysée des pieds jusqu'aux mollets. Elle avait ainsi pu reprendre une activité sportive de haut niveau et réaliser son rêve. Après sa médaille d'argent à Helsinki, Lis ne s'arrête pas là : elle remporte les championnats du Danemark à de nombreuses reprises, renouvelle son exploit en remontant sur la 2e marche du podium lors des Jeux Olympiques de 1956 à Stockholm, et fera une longue carrière de coach sportive de haut niveau, bien que sa santé ne lui permettra pas de conserver la marche pendant toute sa vie.

Une des images les plus marquantes des Jeux Olympiques de 1952 fût celle du chef d'escadron Henri Saint-Cyr, médaillé d'Or, aidant Lis Hartel à se hisser sur la 2e marche du podium pour y recevoir sa médaille d'Argent. L'image émouvante et le symbole fort qu'elle incarne (une femme civile et handicapée arrivée par la force de sa volonté et de sa ténacité à se hisser au niveau du meilleur cavalier militaire du monde) a fait le tour du monde, et l'histoire associée fut relayée dans tous les hôpitaux et cliniques prenant en charge des patients atteints de handicaps moteurs. Un vent d'espoir et une attention nouvelle sont nés à travers le parcours singulier de Lis Hartel, amenant, à travers les médias, l'idée que l'équitation avait une dimension thérapeutique certaine, que les chevaux pouvaient accomplir des miracles, et que le handicap n'était pas une fatalité.

Ce succès marqua durablement le paysage institutionnel : la 1ᵉ filiation symbolique de cette rééducation exceptionnelle est traditionnellement celle d'Elsebeth Bødtker qui, s'inspirant de l'exemple qu'elle avait initié avec Lis Hartel, commença à faire monter systématiquement à cheval les enfants atteints de handicaps moteurs avec lesquels elle travaillait en Norvège. Grâce à ses résultats probants et à la force symbolique de son parcours, elle fonde en 1953 le *Ponnistallen for funksjonshemmede barn og unge*, premier poney-club conçu pour la rééducation de jeunes patients handicapés moteurs, et réussit à convaincre l'assurance maladie norvégienne de cofinancer le centre. Cette première structure inspirera de nombreux praticiens et sera à l'origine d'échanges internationaux au cours desquels, notamment, les pays scandinaves, la Suisse et la Grande-Bretagne viennent s'inspirer du modèle norvégien pour implanter un peu partout en Europe des activités à vocation rééducatrice.

La voie de la médiation équine moderne s'ouvre donc par l'angle de la rééducation fonctionnelle : la souche de l'arbre, c'est Lis Hartel, et ce sont les bénéfices moteurs de la monte à cheval qui sont l'archétype originel de la filière. C'est aussi à travers l'interaction entre la médecine de rééducation (et ses paramédicaux principaux que sont les kinésithérapeutes et physiothérapeutes) et le sport équestre (à vocation sportive et compétitive) que naît la filière. Et c'est un trait particulièrement important et notable : car dès sa fondation symbolique, la médiation équine est étroitement liée au monde du sport, contrairement à toutes les autres formes de médiation thérapeutique. Outre les aspects historiques et organisationnels du monde du sport (qui font que les chevaux sont, aujourd'hui et en majorité, assez largement dépendants de la filière sportive), il n'est donc pas totalement surprenant que, 70 ans après l'exploit de Lis Hartel, l'équithérapie reste encore assez largement confondue, dans la vision du grand public et dans celle des acteurs les moins qualifiés, avec une activité physique ou sportive dans laquelle ça serait la pratique de l'équitation qui serait soignante à plus forte raison que le cadre de soin. La médaille d'argent de Lis Hartel a aussi un revers qui marque encore lourdement le milieu professionnel.

La France fer de lance : une zizanie vertueuse

À partir des années 50, la France suit le mouvement international global, avec un peu de décalage sans doute lié au caractère anglophone des communications et partenaires, qui freine l'accès aux informations et connaissances. Pour autant, le sujet est pris rapidement au sérieux : thèses de médecine, articles de revues équestres et de santé, communications en colloques, 1ᵉʳ congrès international spécialisé, et travaux d'étudiants validés par les Universités. C'est d'abord principalement le milieu de la kinésithérapie qui s'intéresse aux bienfaits des chevaux, avec Hubert Lallery comme figure principale. Puis, en 1969, naît la psychomotricité et dès sa 1ᵉ promotion, Renée de Lubersac, une monitrice d'équitation devenue psychomotricienne, choisit le thème de la rééducation par l'équitation comme sujet de mémoire de fin d'études. Autour de son jury de Diplôme d'État, divers représentants d'associations universitaires consultent son travail ; ils sont visités par un Anglais lui-même engagé dans différentes associations d'entraide, qui leur rapporte la création du *Chigwell Riding Trust* près de Londres, centre équestre entièrement dédié à l'équitation pour les publics handicapés. Mis en relation avec Renée de Lubersac, tous partent en Angleterre en voyage d'étude et d'échange, à la suite duquel Renée de Lubersac fait paraître un article sur ce qu'elle a découvert au sein de l'association britannique de rééducation par l'équitation. À la lecture de cet article, Hubert Lallery la contacte : il est outré de constater que des psychomotriciens viennent exercer dans le pré carré des kinésithérapeutes, et proteste de ne pas avoir pu participer au voyage relaté dans l'article ! Il sera du 2e voyage en 1971, au cours duquel sa réflexion et celle de Renée de Lubersac commencent à s'organiser et à se théoriser. Réflexion qui se poursuivra à l'occasion d'autres voyages communs en Suisse, au Danemark, et en Belgique. De leur rencontre naîtra le 1er ouvrage princeps en français sur le sujet : *La Rééducation par l'Équitation*, publié en 1973 par Crépin-Leblond. Épuisé et passablement daté, l'ouvrage est néanmoins un Graal pour les praticiens d'aujourd'hui qui s'intéressent à la construction de la filière médiation équine. Avec le regard actuel, tout jusqu'au titre semble confus et mêler indistinctement objectifs, compétences et moyens équestres très classiques avec leurs intérêts thérapeutiques davantage centrés sur les bénéfices moteurs ou psychomoteurs. L'ouvrage comporte même des parties techniques sur l'art équestre classique décrivant, par exemple, les figures de manège et leurs intérêts dans la structuration visuo-spatiale, les aides des déplacements latéraux et leur pertinence concernant la coordination motrice, l'emploi du trot enlevé pour la synchronisation ou de la rêne d'ouverture dans le cas du travail de latéralisation. Autant de concepts qui ont depuis été totalement abandonnés, au profit de techniques détachées de l'apprentissage équestre classique et dans lesquelles le cheval vient davantage jouer un rôle en tant que sujet. Pour autant, l'ouvrage témoigne d'une volonté remarquable de clarté et de mise à portée de tout public des idées des auteurs : c'est un manuel pratique, qui parle principalement à des cavaliers ou moniteurs et donne des indications matérielles pour favoriser l'enseignement de l'équitation à des publics jusque-là exclus du milieu équestre, tout en apportant des justifications et éclairages scientifiques et empiriques sur les interactions entre l'expérience équestre proposée et les bénéfices en termes de santé pour les participants. On y voit aussi naître la pensée qui structure maintenant la filière, avec un premier essai de mise à distance des ambitions et moyens classiques de l'équitation, mais aussi une prise de recul par rapport aux expériences d'équitation thérapeutique vues en Angleterre et au Danemark, avec une première tentative de mise en forme d'un modèle de pratique à la française. Les situations mêmes qui sont décrites restent donc relativement actuelles en ce qui concerne l'enseignement de l'équitation adaptée et/ou la pratique de ce qu'on nommerait aujourd'hui des activités « sport et santé » pouvant être pratiquées par des professionnels du cheval ou de la santé, mais pas forcément experts en médiation équine. On peut d'ailleurs remarquer que les AEIT (activités équestres à intention thérapeutique) d'aujourd'hui se déroulent, assez grossièrement, comme les activités décrites en 1973 dans *La Rééducation par l'équitation* : on peut donc considérer l'ouvrage comme une excellente base de connaissance sur l'état de l'art empirique, avant qu'il ne soit structuré et organisé par une culture professionnelle spécifique.

Les suites de la rencontre entre Hubert Lallery et Renée de Lubersac vont marquer durablement le paysage français, à travers l'histoire institutionnelle que leur relation va occasionner. Et c'est une singularité française qui ne se retrouve guère qu'aux États-Unis que l'histoire de la construction nationale de la filière : car elle s'est faite par clivages, ruptures, querelles et divisions, donnant une apparence de fragmentation et d'hétérogénéité qui peut être très déconcertante pour le profane.

Pour en rester aux grandes lignes, Renée de Lubersac et Hubert Lallery avaient chacun créé une association de promotion de la RPE, et décident de les fusionner en 1972 : de cette union naît l'ANDRE (Association Nationale De Rééducation par l'Équitation), présidée par Hubert Lallery, et qui est la 1e association française de portée nationale. Pour vivre et financer ses travaux de développement et de promotion partout en France, l'ANDRE est subventionnée par les Haras Nationaux. Or cette tutelle va alimenter un point d'achoppement : d'un côté, les membres issus du monde équestre souhaitent prioritairement suivre une logique de développement de l'équitation pour les handicapés, et de l'autre, les membres issus du monde médico-social souhaitent prioritairement qu'on s'intéresse à l'amélioration de la santé des bénéficiaires. Ce conflit va opposer l'idée que c'est l'équitation qui est thérapeutique (défendue par les équitants) à l'idée que c'est au contraire l'effet du cadre porté par le thérapeute (défendue par les soignants). Avec des arguments forts de chaque côté : celui de la compétence équestre indissociable de la responsabilité et de la sécurité des séances, et celui de la compétence de soignant qui permet de garantir l'adaptation du cadre, la qualité des soins et de prévenir les nombreuses questions déontologiques. Hubert Lallery a été remplacé à la Présidence, désormais incarnée par des administrateurs fidèles à la politique des Haras : Renée de Lubersac quitte l'ANDRE qui devient en 1978 l'Association Handicheval, et créé en 1988, après quelques étapes, la FENTAC (Fédération Nationale des Thérapies Avec le Cheval).

Cette rupture est fondatrice : elle permet au milieu médico-social de gagner son indépendance dans le développement de ses idées. Ne reposant plus sur des financements liés au développement du monde agricole, la FENTAC est libre d'orienter ses travaux dans le sens qu'elle souhaite, et notamment de privilégier les actions de diffusion et de formation. Elle va ainsi chercher à rassembler spécifiquement des soignants impliqués dans ce qu'elle baptise la Thérapie Avec le Cheval, à dessein pour rompre avec le terme « équitation » et sa connotation sportive, et pour mettre en avant la relation avec le cheval comme partenaire et l'ancrage exclusif dans le champ thérapeutique. Les membres se réunissent pour partager leurs réflexions et expériences cliniques. Le premier annuaire de thérapeutes avec le cheval voit le jour et va permettre au public comme aux professionnels de s'orienter vers les praticiens adhérents. Une formation voit le jour en 1992 : la formation FENTAC, qui se veut la 1e formation longue diplômante de thérapeute, au sein de laquelle les enseignements sont assurés par Renée de Lubersac et les membres de la fédération. À ce moment, la formation se démarque de 2 formations plus courtes qui existaient depuis 1980 :

— l'Attestation Universitaire de Réadaptation par l'Équitation, proposée par la faculté de Médecine de Bobigny sous l'influence du Dr René Garrigue, et qu'on pourrait ancrer dans le courant de l'équitation thérapeutique ou de l'hippothérapie, sur le modèle de l'association britannique d'équitation thérapeutique, avec une dimension sportive ;

— la formation Handicheval, qui proposait 3 modules de formation pour des fonctions d'aide, de participation ou d'encadrement d'activités équestres au bénéfice de publics différents, sans notion de soin, dans un cadre et avec des objectifs non précisés.

Car en quittant l'ANDRE, Renée de Lubersac a dû clarifier et étayer sa position : la dissension entre la FENTAC et Handicheval oblige les partants à proposer quelque chose de plus précis pour démarquer leur point de vue, et l'expliquer. Par la même occasion, c'est toute une philosophie du soin médiatisé par le cheval qui se trouve portée et mieux définie, avec en particulier des choix théoriques, des orientations cliniques, et le rejet du sport équestre au profit d'une approche plus respectueuse du cheval, avec notamment une place importante accordée aux connaissances en éthologie équine. Finies les voltes, plus de rênes d'ouvertures : on parle d'orientation et de communication isopraxique. Le galop est abandonné aux moniteurs. La monte elle-même est remise en question : l'objet de la thérapie, c'est d'accompagner un patient vers une amélioration ou un mieux-être, pas de le faire monter à cheval ou de lui enseigner l'équitation. Le cheval prend une place en tant que sujet : son comportement, ses réactions deviennent des atouts précieux pour favoriser la verbalisation ou créer des expériences émotionnelles. Une culture professionnelle voit le jour, avec son vocabulaire, ses usages, ses références scientifiques, ses liens cliniques et ses orientations, ses concepts propres, et ses réflexions déontologiques. Les expériences des premiers thérapeutes deviennent des cas d'école. L'histoire de la branche professionnelle s'écrit. Des figures naissent à travers l'influence de formateurs, de maîtres de stage ou de praticiens charismatiques. Des groupes de travail locaux ou nationaux se créent, une deuxième génération de thérapeutes naît, non plus dans la sciure de manèges lointains lors de voyages à l'étranger, mais cette fois sur les bancs de la formation ; ils vont grandir et se professionnaliser ensemble en partageant des expériences similaires au sein d'un groupe, les joies et les peines du parcours de formation jusqu'à la soutenance de mémoire.

Renée de Lubersac avait compris une idée essentielle : la TAC avait besoin d'une culture pour pouvoir faire corps, et elle a construit l'organisation qui permet, encore aujourd'hui, la capitalisation et la transmission d'un héritage, dont tous les praticiens formés peuvent se sentir légataires.

Dans les années 90, la médiation équine se voit ainsi divisée entre le monde des thérapeutes qui exercent des soins médiatisés par les chevaux et sur la base de qualifications spécifiques (représenté par la FENTAC), et d'autre part toutes les personnes impliquées de près ou de loin dans des actions de toutes natures mettant en relation des chevaux et des publics handicapés (représentés par Handicheval).

Renée de Lubersac quitte la présidence de la FENTAC en 2001, et son départ va rompre l'unité de son parti. Notamment parce qu'au sein de la 2e génération de praticiens, les visions cliniques sont plus diversifiées : l'apanage de la psychomotricité et de la psychanalyse sur la compréhension des situations cliniques et sur les contenus de formation n'est plus au goût de tous. Des psychologues et psychothérapeutes demandent à ce que d'autres approches puissent avoir le droit de cité : les thérapies cognitives et comportementales, l'hypnose thérapeutique, les thérapies brèves systémiques... Des stagiaires demandent une modernisation des contenus de formation et une professionnalisation de l'enseignement. Des adhérents réclament une politique de développement et de diffusion plus active à l'heure où le numérique gagne du terrain et de l'audience. Heurt générationnel : un noyau quitte la FENTAC et créé la SFE (Société Française d'Equithérapie) ; entreprise privée, elle est initialement une structure de soin en équithérapie regroupant des praticiens psychologues ou psychothérapeutes, qui s'adjoint rapidement un pôle de formation lui permettant de développer une formation longue d'équithérapeute qui rencontre immédiatement un succès inattendu. La SFE va définir l'équithérapie comme soin psychique, avec une approche intégrative des différents courants de la psychologie, de la psychothérapie, de l'orthophonie et de la psychomotricité. Encore une fois, la rupture va être structurante : la SFE se trouve obligée de se démarquer et de préciser sa démarche, et notamment de définir ses principes et ses valeurs, qu'elle va notamment ancrer dans l'adoption de la Charte d'Éthique et de Déontologie la plus précise jamais produite dans la filière, et dans le développement d'un modèle économique démontrant la viabilité de projets professionnels salariés ou libéraux en équithérapie – avec en particulier des accompagnements juridiques, méthodologiques et financiers de ses élèves et adhérents. La SFE promeut la professionnalisation des praticiens, et s'engage sur la voie de la qualification professionnelle en mettant en place, notamment, des conditions d'accès et de validation de diplôme plus ambitieuses qui contraignent la formation, les formateurs et les élèves à adopter des référentiels de plus haut niveau.

La branche du sport équestre, restée relativement impassible ou méfiante vis-à-vis des thérapeutes, va à son tour commencer à s'intéresser aux publics en situation de handicap. En 2007 la FFE (Fédération Française d'Équitation) lance les brevets fédéraux équihandi, destinés en 6 jours à préparer les moniteurs à l'enseignement de l'équitation à des publics différents. Elle va aussi proposer aux centres équestres de valoriser leurs actions équihandi à travers la création d'un label identifiant les structures disposant des installations et des encadrants les plus adaptés aux publics en situation de handicap moteur, sensoriel ou mental. La FFE va récupérer la compétition et le haut niveau, en particulier le para-dressage, qui étaient anciennement gérés par la FFSA (Fédération Française de Sport Adapté) et la Fédération Handisport. L'enjeu de l'accès des publics en situation de handicap au sein des clubs équestres représente une opportunité que la FFE avait sous-estimée : à l'heure d'une baisse historique des licenciés, du rejet de la compétition par les pratiquants, et des difficultés économiques liées aux variations de la TVA, le handicap devient une option de développement pertinente et valorisante pour la FFE, qui va finir par créer un service spécifiquement dédié aux questions liées à la « diversité ».

L'enseignement de l'équitation étant, particularité française, strictement réglementé et ce depuis 1984, la question de la qualification des praticiens et de leur légitimité à encadrer des séances d'équitation en autonomie s'est posée relativement tôt au sein d'Handicheval – qui, rappelons-le, rassemblait historiquement tous les professionnels touchant au cheval et au handicap, moniteurs ou médico-sociaux. Le pas en avant opéré par la FFE en direction des clubs et des enseignants est aussi une façon de marquer son territoire et de rappeler à la Loi : seuls des moniteurs peuvent enseigner des activités physiques. Handicheval va connaître à son tour des dissensions sur la question de sa politique de développement, et notamment sur la question de la place du sport équestre dans ses activités. Au bord de la rupture, c'est finalement grâce à la refonte de son cadre de pratique et la redéfinition des actions qu'elle défend qu'elle rebondit en 2010, avec la création du métier d'équicien. Ce métier transdisciplinaire prend de court toute la filière, car non-aligné sur les axes de clivage qui existaient depuis les années 80. L'équicien devient un professionnel de la relation d'aide, chargé d'être l'interface entre les chevaux et les demandeurs. Il n'est ni thérapeute, ni soignant, ni enseignant d'équitation : mais il peut intervenir dans les champs de l'éducatif, du social, du soin, du loisir, ou du sport. La difficulté pour cerner ses qualifications exactes a de quoi surprendre : car ce n'est pas son métier d'équicien qui le rend compétent pour un champ, mais c'est au contraire le champ dans lequel il est amené à travailler qui suffit à le définir. L'équicien n'est pas un thérapeute, mais s'il est missionné ou employé par un hôpital, l'équicie qu'il pratique a une portée thérapeutique. L'équicien n'est pas un moniteur d'équitation, mais s'il exerce pour un centre équestre, ses activités auront une portée sportive. C'est ainsi un professionnel qui travaille toujours en collaboration, et qui, s'il peut exercer seul, inclut toujours son activité de médiation équine au sein d'un projet plus large porté par ses clients ou donneurs d'ordres. La place des équiciens est donc assez difficile à définir au sein de la filière, car tangent entre les différents praticiens tout en ayant un niveau de qualification qui semble intermédiaire entre les moniteurs et les thérapeutes ; pour autant, tour de force magistral, Handicheval parvient à faire enregistrer le diplôme d'équicien au RNCP en 2014 : dernier métier créé de toutes pièces, il est aussi le 1er métier de la médiation équine à bénéficier d'une reconnaissance par le Ministère du Travail, et à disposer d'un niveau de qualification reconnu par l'État.

Enfin, d'une manière assez indépendante du reste de la filière, c'est le monde du coaching qui commence à se structurer au milieu des années 2010, avec la création du SynPAAC (Syndicat des Professionnels de l'Accompagnement Assisté par le Cheval). Il va notamment chercher, à travers une démarche de certification et de labellisation incluant un important volet déontologique, à rassembler les coachs qui exercent, avec des chevaux, aussi bien au service de particuliers dans des cadres de développement personnel, que dans des cadres de formation continue destinés à des entreprises ou managers.

La résultante de cette histoire française : c'est un paysage morcelé entre des organismes variés qui, aux yeux du grand public, semblent tous s'occuper plus ou moins de la même chose. Sans une approche historique et une vision globale nuancée de la diversité des pratiques et des praticiens en médiation équine, il est impossible de comprendre l'organisation de la filière. D'autant plus que les querelles liées aux clivages historiques peuvent resurgir à tout moment, dans les relations entre les organismes comme dans les relations entre les professionnels. Les tenants de telle ou telle école tendent à éviter d'être assimilés à telle autre, et les tensions peuvent être palpables par exemple dans les discours, publications, ou communiqués adressés au grand public. Cette apparente division cache toutefois un effet secondaire qui fait l'admiration de beaucoup de confrères étrangers : la médiation équine française s'est développée jusqu'à un haut niveau de pratique, car chaque branche, pour se démarquer, a dû se préciser et aller plus loin dans ses concepts, dans les formations qu'elle propose, dans les idées qu'elle défend. Les échanges interprofessionnels peuvent avoir des degrés de précision remarquables, et d'autre part de nombreuses institutions, actives et bien vivantes, animent et soutiennent les pratiques. On peut réellement parler d'une filière professionnelle : elle a sa culture, ses institutions, ses formations, ses régulations, ses disparités, ses professions, et une certaine hiérarchie dans les postes et fonctions. Au-delà de la cohue du premier regard, la médiation équine française est très organisée et très dynamique : à l'international, il n'y a guère qu'aux États-Unis que la situation soit comparable. Dans la plupart des autres pays, un développement harmonieux et unitaire de la médiation équine a conduit à ce qu'un modèle relativement uni et consensuel de pratique soit privilégié : ce modèle international de pratique correspond assez fidèlement au modèle décrit par Hubert Lallery et Renée de Lubersac en 1973, au modèle anglais de l'équitation thérapeutique tel qu'il est toujours pratiqué au centre de Chigwell, ou au modèle sur lequel le Dr René Guarrigue a formé ses élèves à la faculté de médecine de Bobigny : une médiation équine hybride entre de l'équitation et de la rééducation, qui se pratique essentiellement à cheval, en groupe et avec au moins 2 praticiens, et dont les objectifs sont globaux.

L'Antiquité présumée : comment les contemporains étayent le nouveau monde par l'ancien

« Le cheval est un bon maître, non seulement pour le corps, mais aussi pour l'esprit et pour le cœur ».

En attribuant cette citation à Xénophon d'Athènes, les équithérapeutes contemporains placent délibérément leurs pratiques actuelles sous le haut patronage de figures antiques tutélaires. La question de l'origine réelle de cette citation est pourtant un des aspects succulents de la vie institutionnelle de l'équithérapie ; car cette phrase ne semble issue d'aucun écrit de l'historien et mercenaire grec, disciple de Socrate et auteur de moult ouvrages sur l'art équestre et sur la guerre, et elle n'a encore été identifiée dans aucun écrit antérieur à 1980. La citation et l'attribution à son auteur présumé apparaissent concomitamment dans la communication de thérapeutes avec le cheval, au milieu des années 1980. La citation et sa source sont ensuite reprises, enseignées et vont se trouver inscrites dans divers travaux universitaires et publications à caractère scientifique, intégrant pour certains une date d'écriture antérieure ou postérieure de plus de 200 ans aux dates de vie du Xénophon pourtant cité comme auteur ! Largement diffusée et popularisée, la citation va se retrouver gravée dans la pierre des institutions : la Société Française d'Equithérapie en fera sa devise lors de sa création en 2006. D'abord uniquement disponible en France et en français, la citation voyage vers les pays francophones et débute son tour du monde à partir de 2015 grâce à des traductions notamment vers l'anglais qui commencent à lui apporter une certaine visibilité dans les pays anglophones, par l'entremise de la branche horse-coaching traditionnellement ancrée dans le bilinguisme et la culture internationale des grandes entreprises.

Cette fausse référence et le succès qu'elle connaît en disent long sur le besoin de reconnaissance des praticiens d'aujourd'hui : un besoin d'être validés, sinon par la société d'aujourd'hui, au moins par l'héritage des grands hommes d'hier. Invoquer Xénophon pour justifier de ses actions, c'est mettre dans la bouche d'un auteur vu comme le père fondateur de l'équitation classique le propos que l'équithérapie d'aujourd'hui défend, à savoir que la relation au cheval ne se limite pas à une pratique utilitaire ou sportive, mais implique aussi et peut-être même avant tout une certaine école de la vie dans la justesse et l'authenticité, une transmission et l'acquisition de qualités humaines, un éveil spirituel, une recherche d'harmonie entre le corps, les émotions et l'esprit.

Quand on connaît le développement de la filière médiation équine en France, d'abord porté par le monde de l'élevage et de l'agriculture et par le monde du sport équestre, dans lesquels seule la force des clivages va permettre l'apparition du soin corporel puis celui du soin psychomoteur et enfin du soin psychothérapique, le choix de cette citation et de son auteur sont aussi un pied de nez farouche qui en dit long sur l'intention tacite ou inconsciente de ceux qui la choisissent ou la reconnaissent.

Choisir Xénophon, auteur des premiers grands textes équestres, c'est aussi dire au monde équestre classique combien il n'a rien compris aux leçons du grand maître et combien les pratiques tournées exclusivement vers le corps performant ont mis de côté des apports essentiels de la relation au cheval, qui étaient pourtant connus dès la Grèce antique. Faire dire à Xénophon que le cheval n'est pas qu'un bon maître pour le corps, c'est une charge symbolique virulente et imparable que le monde du soin, incarné historiquement par Renée de Lubersac, adresse au monde de l'équitation sportive alors représenté par la Fédération Française du Sport Équestre et les Haras Nationaux : le père antique donne raison aux soignants qui mettent la performance de côté et qui veulent s'intéresser aux bienfaits du cheval sur l'homme global. Parce que Xénophon, c'est un des piliers de l'équitation et du monde équestre classique ; en prenant son héritage, on prend avec lui l'étai qui soutenait le monde équestre dans son ensemble. Le clivage que suscite la désapprobation insinuée par le « non seulement » de la citation se veut autant comme constructif d'un nouveau monde que destructif d'un ancien. Équitants, tremblez ! Xénophon qui était notre père à tous a tranché, vous ne voyiez qu'une petite partie de ce qu'il a transmis alors que nous, soignants, sommes dans le juste ; et comme vous n'avez pas voulu de nous et bien nous allons faire ce que vous n'avez pas voulu nous laisser faire et tant pis si c'est à votre détriment.

Mettre en avant une citation qui relativise l'importance du corps, c'est aussi s'appuyer sur l'autorité d'un pair ancestral pour justifier le clivage entre l'hippothérapie (qui repose sur une vision mécanique et matérialiste de l'être humain réduit au corps dans sa réalité organique) et les tenants du soin psychique, ceux qui mettent en avant « l'esprit et le cœur » dans leurs façons de soigner. Écho au clivage par lequel Renée de Lubersac, psychomotricienne, fondatrice tutélaire de la thérapie avec le cheval, va se démarquer d'Hubert Lallery, kinésithérapeute, fondateur de la rééducation par l'équitation et de l'hippothérapie à la française. C'est là encore un choix de référence qui marque au fer rouge le conflit que vont se livrer la FENTAC, dirigée par Renée de Lubersac et tenancière du thérapeutique, et l'ANDRE, dont le premier Président a été Hubert Lallery, puis la Fédération Handicheval, tenancières des approches s'appuyant sur le sport ou, du moins, n'excluant pas le sport du champ de la médiation équine.

Enfin, choisir une phrase qui partitionne l'homme en ses dimensions corporelles, psychiques et émotionnelles (le corps, l'esprit et le cœur), c'est prendre une position de défi face au tout psychanalytique qui a prévalu dans la santé mentale tout au long du XXe siècle, et se projeter dans une vision intégrative plus moderne du soin psychique. Notamment, car l'allusion à l'homme tripartite est un écho au courant de l'atomisme : la vision de l'humain comme une unité dont les constituantes, si elles sont indissociables, sont néanmoins descriptibles, reliées et interdépendantes. C'est la vision des psychologues constructivistes, des piagétiens, des cognitivistes, des systémiciens et des développementalistes. L'atomisme s'oppose notamment à la vision moniste de l'être humain, celle qui n'accepte pas la partition, celle pour qui le tout est différent de la somme des parties, celle pour qui la globalité a une supériorité indescriptible : le phénomène de globalité ne peut pas être expliqué par ses constituants. Le monisme, c'est un des aspects de l'approche psychanalytique de la personnalité, qui garde une dimension transcendantale dans sa conception du phénomène de l'existence humaine : il y a dans notre réalité quelque chose de supérieur qui nous échappe et que nous ne pouvons pas connaître ou pas exprimer. C'est aussi un des aspects du champ des thérapies humanistes, pour lesquels le soin ne peut être vu que comme une aide globale, qui fait fi des catégories, diagnostics ou symptômes. L'approche psychanalytique et l'approche humaniste, elles sont historiquement reliées à la philosophie de la

FENTAC, qui les associe au champ de la psychomotricité auquel elle rapporte sa filiation du fait de son partenariat multi décennal avec l'Association Post-Universitaire de Formation en Psychomotricité, elle-même adossée à l'Université Pierre & Marie Curie à travers l'école de psychomotricité de la Pitié Salpêtrière. Choisir la phrase attribuée à Xénophon comme devise, c'est donc aussi proclamer que la FENTAC fait fausse route en défendant une vision du soin archaïque, trop proche du corps et d'une approche seulement humaniste de la personne, car les grands auteurs de l'Antiquité avaient déjà recommandé de s'intéresser davantage aux fonctions de l'esprit et à la vie émotionnelle comme dans l'approche psychothérapeutique intégrative défendue par la Société Française d'Equithérapie.

LA PLACE DE L'ÉQUITHÉRAPIE DANS

LE PAYSAGE DE LA MÉDITATION

ÉQUINE

Le mot équithérapie est employé par le grand public de façon indistincte pour désigner n'importe quelle activité pourvu qu'elle mette en rapport des publics handicapés et des chevaux. Il suffirait que des malades montent à cheval pour qu'on y voie de l'équithérapie.

Toutefois, la filière se structurant, la terminologie s'est elle-même structurée et précisée de façon à mieux identifier les champs d'exercice de chaque branche professionnelle. Désigner l'ensemble de la filière par une appellation commune qui puisse à la fois permettre à tous les professionnels de s'y reconnaître, sans pour autant être trop marqué par l'hégémonie d'une branche ou l'orientation d'un organisme, a été un des défis des années 2010.

Aujourd'hui, un consensus permet de désigner l'ensemble de la filière sous l'appellation de *médiation équine*. Ce terme met tout le monde d'accord, est neutre et permet à toutes les activités d'être incluses, sans présupposé théorique. Il n'en existe pour l'heure pas de définition officielle ou consensuelle, même si on pourrait proposer qu'il s'agit d'activités dans lesquels un professionnel organise le contact entre un équidé et une personne ayant des besoins spécifiques dans une recherche d'interactions bénéfiques. Leur objectif commun serait donc qu'à travers l'interaction avec le cheval, il se produise des effets favorables à la situation spécifique de la personne ainsi accompagnée.

Les 3 acceptions de la médiation équine

L'approche juxtapositive : la double compétence

Cette acception de la médiation équine la conçoit comme un champ. Il s'agirait du champ d'intervention à l'interaction entre des compétences équestres d'une part, et des compétences en relation d'aide d'autre part. Cette acception correspond principalement à une vision assez intuitive ou peu professionnalisée de la médiation équine : elle suppose que l'exercice de ces activités repose sur la simple association de deux compétences (vis-à-vis du public, et vis-à-vis des chevaux), un peu comme dans le modèle de la rééducation par l'équitation des années 70.

Dans cette optique, il est nécessaire et suffisant de connaître les chevaux, et de connaître les publics qu'on accueille. On parle aussi de « double compétence », ce qui se traduit parfois par le fait que ces activités sont menées grâce à la collaboration entre deux professionnels ayant, pour l'un la compétence équestre (un moniteur) et pour l'autre la compétence médico-sociale (un éducateur ou un infirmier par exemple).

Cette acception, bien qu'elle continue de correspondre à une grande partie des actions existant dans le monde mais aussi en France, pose toutefois plusieurs problèmes : le premier étant qu'elle ne laisse pas de place à la notion de compétences spécifiques et à une culture professionnelle de branche, le second étant qu'elle est centrée sur les actions mais pas sur leur contexte. Caricaturalement, c'est la vision qui définirait le métier de chirurgien comme étant un peu soignant et un peu boucher ou couturier, sans préoccupation pour le fait que la chirurgie est une discipline à part, et qu'elle s'inscrit dans une logique de soin qui ne peut pas se résumer à opérer des patients. C'est pourquoi, du côté des professionnels spécifiquement qualifiés et des organismes représentatifs, cette vision de la médiation équine n'est jamais celle retenue, et est vue comme archaïque et dépassée. Pour eux, l'approche par juxtaposition n'est plus satisfaisante, car elle ne permet pas d'offrir aux publics accueillis des garanties de qualification propre à l'activité. En revanche, l'argument de la double compétence est systématiquement celui mis en avant par les praticiens qui exercent sans formation ou qualification spécifique, qui justifient de leur légitimité en s'appuyant d'un côté sur des références équestres, et d'un autre sur des références en relation d'aide.

L'approche exclusive : la médiation aux médico-sociaux

Cette deuxième acception est celle qui propose un découpage de la filière d'après la réglementation : toutes les activités sportives sont réglementées et impliquent des professionnels qui se ressemblent en termes de parcours, et les activités médico-sociales avec le cheval sont hors cadre réglementé et impliquent des professionnels qui se ressemblent eux aussi. Cette proposition se base sur le clivage sport / soin, et suggère qu'on ne parle de médiation équine que pour des activités dont l'objectif est la santé, le mieux-être, l'insertion sociale, l'efficacité personnelle, ou l'éducation spécialisée. Font partie de la médiation équine : l'hippothérapie, la thérapie avec le cheval, l'équithérapie, l'équicie, le horse-coaching, l'équi-coaching. Ne sont pas de la médiation équine : l'équitation adaptée, l'équitation handisport, le para-équestre, l'équihandi et l'équisocial, qui ont pour point commun d'avoir une dimension sportive.

Cette acception est extrêmement fonctionnelle et clarifiante, dans la mesure où elle applique à la médiation équine une logique similaire à celle de toutes les autres formes de médiation. En médiation avec le chien, la question de pratiques sportives ne se pose jamais. En médiation par le théâtre, la question de la qualité du jeu théâtral et du développement de compétences d'acteur ne se pose pas. En médiation par le jeu, la question d'obtenir un classement aux championnats de poker n'est pas une option. C'est pourquoi cette acception garde ses adeptes, notamment parce qu'elle correspond à une structure légale et historique de la filière : d'un côté les moniteurs et les fédérations sportives, leurs licences, leurs règlements, leurs normes et leurs compétitions ; d'un autre les médicaux, les paramédicaux, les travailleurs sociaux, les coachs et les enseignants spécialisés et leurs projets individualisés, leurs ateliers personnalisés, leurs programmes, leurs évaluations, leurs bilans, leur travail pluridisciplinaire et leur déontologie. L'approche exclusive est aussi la plus compatible avec une conception de la médiation en tant que spécialité, c'est-à-dire qui voit le fait de travailler avec le cheval comme un ajout à une profession principale préexistante : le statut professionnel du médiateur équin, quelle que soit sa pratique, reste donc intimement relié au statut sur lequel il se repose. Un kinésithérapeute utilisant le cheval, certes pratique de l'hippothérapie, mais il reste statutairement kinésithérapeute au même titre qu'il le serait resté s'il avait décidé de travailler avec des poids.

Malgré cela, cette vision certes confortable ne tient pas compte d'une réalité de terrain pourtant pas si rare : la « double casquette ». En effet, certains praticiens de la filière sont à la fois moniteurs et soignants, et certains enseignants sportifs peuvent objecter qu'ils emploient la pédagogie de l'enseignement équestre non pas à but de performance sportive, mais comme moyen de dépassement de soi, de se fixer des objectifs, de prise de confiance, de se socialiser au sein d'un groupe, d'être intégrés en milieu ordinaire, ou d'amélioration de l'image de soi. Autre situation tangente : les activités dites « sport et santé », qui permettent aujourd'hui de pratiquer le sport sur ordonnance avec un financement public, soit en médecine préventive, soit en médecine curative. Ce dispositif permet à certains professionnels de santé (kinésithérapeutes, psychomotriciens, médecin de rééducation) d'encadrer légalement des activités physiques, mais aussi à des moniteurs d'accueillir sous supervision médicale des patients pour des séances de sport. Or dans ces situations, le législateur reconnaît au sport des bénéfices en termes de santé, qui sont les effets recherchés même s'ils sont secondaires à une activité physique. Le sport pourrait-il alors être une médiation ?

L'approche inclusive : la filière médiation équine

Cette acception, qui est la plus récente, est aussi la plus ouverte : sont considérées comme entrant dans le champ de la médiation équine toutes les activités recherchant des bénéfices directs ou indirects pour les participants, à l'exclusion unique des pratiques de sport de performance ou de haut niveau, notamment le para-équestre.

En décrivant des métiers, c'est une vision qui met davantage en avant la notion de professionnalisation, qui conçoit chaque activité comme un métier à part entière. Par la même occasion, cette vision permet de concevoir la médiation équine non plus uniquement comme une façon de travailler qui pourrait concerner des praticiens de tous bords, mais comme une filière professionnelle à proprement parler. Ni métiers de la santé, ni métiers agricoles, les métiers de la médiation équine ont des aspects communs différents de tous les autres secteurs d'activité, la plupart disposent de formations et de diplômes spécifiques (même s'ils sont privés) et peuvent se classer en branches suivant les objectifs poursuivis ou le champ d'exercice. On peut également réaliser une taxonomie des métiers de la médiation équine, permettant de les classer, grouper et hiérarchiser en identifiant leurs spécificités, leurs niveaux de spécialisation, leurs niveaux d'autonomie, ou encore leurs niveaux de responsabilité.

L'approche inclusive est celle adoptée par le Syndicat Interprofessionnel des Praticiens de la Médiation Équine, et par l'Institut Français du Cheval et de l'Équitation pour ses travaux en matière de médiation équine. Elle a pour avantage de rassembler assez largement tous les praticiens, sans établir de chasse gardée a priori sur la notion de médiation, tout en s'affranchissant du présupposé de la double compétence induit par la 1e acception – ici, on considère davantage des compétences communes et des compétences spécifiques. Elle a donc le grand avantage d'ouvrir un espace de dialogue entre tous les praticiens, qui sont considérés dans leur unité collective et leur complémentarité, en reconnaissant la place de chacun, plutôt que par des cloisonnements théoriques trop rigides et engendrant des rivalités.

Elle comporte toutefois le risque de toutes les approches inclusives : l'assimilation et le nivellement par le bas. En catégorisant ensemble des praticiens ayant 2 jours de formation spécifique, et des praticiens diplômés de parcours universitaires longs ensuite spécialisés pendant 1 à 3 ans dans une approche thérapeutique médiatisée particulière, la déclaration qui est faite risque de véhiculer l'image d'une filière ouverte aux quatre vents, qui tend à réduire l'importance à accorder aux formations les plus exigeantes. Le message tacitement entendu pourrait se résumer à : « Vous n'avez pas 6 ans d'études à perdre pour devenir équithérapeute ? Devenez médiateur équin, c'est presque pareil et tout le monde peut le faire ».

L'amalgame de l'intégration risque donc, s'il n'est pas anticipé et pris suffisamment au sérieux, de ruiner les efforts des quarante dernières années pour préciser les cadres, et par la même occasion de renvoyer la filière à sa situation, certes amicale et unie, mais globale et imprécise du début des années 70.

Fractures de demain : la raison et la culture contre l'intuition et la nature ?

Si l'approche inclusive de la médiation équine semble devenir dominante ces dernières années, elle ne résout pour autant pas toutes les difficultés à définir les pratiques, les praticiens et leurs champs d'exercice respectifs. En particulier, car l'approche inclusive tend à amalgamer les différentes pratiques, ce qui a pour effet de déconstruire leurs identités et spécificités. La notion « d'identité professionnelle » est intimement, et par définition, corrélée avec sa capacité à faire percevoir comme identiques des réalités différentes (fonction d'assimilation), tout en définissant également des frontières marquant la limite avec des réalités étrangères et différentes (fonction de démarcation) : s'identifier, c'est reconnaître ses pairs (égaux, similaires), être reconnu par eux, mais c'est aussi se distinguer de ses non-pairs (différents, extérieurs). Dans cette optique, l'approche inclusive de la médiation équine pèche par son manque d'efficacité à apporter des critères d'exclusion qui garantiraient une homogénéité plus perceptible entre les professionnels. Car en cherchant à rassembler et à ouvrir la filière, elle gomme aussi des différences qui fondent pourtant l'identité d'une majorité de praticiens, et le bât blesse particulièrement sur le sujet de la qualité scientifique des pratiques, et sur celui de l'enculturation des praticiens : il y a aussi fort à parier que ces 2 axes vont devenir les lignes de clivage de demain.

La fracture de la raison est celle qui distingue les pratiques de médiation équine suivant leur niveau d'étayage scientifique. D'un côté, on trouve des

Approche juxtapositive

Sport

Médiation

Relation
d'aide

Approche exclusive

Activités à caractère

Sportif
Occupationnel

Activités à caractère

Sanitaire
Social
Educatif

Approche inclusive

Paraéquestre

Equithérapie/TAC
Hippothérapie

Equicie
Horse coaching

Equihandi
Equisocial

professionnels qui développent des modèles d'intervention en se basant sur les principes de l'*Evidence Based Medecine* (EBM, médecine fondée par les preuves) ou tout du moins ceux des *Evidence Based Practices* (EBP, interventions fondées par les preuves). Ces approches s'appuient sur des *corpus* et pratiques approuvés et validés par la recherche scientifique, et font l'objet de consensus quant à la réalité de leur efficacité clinique. La notion de connaissance y prime sur celle de croyance, les choix sont argumentables d'après des données théoriques et cliniques factuelles, comme dans toute pratique médicale où les traitements proposés se doivent de rester mesurés, raisonnés et évaluables, et sont aussi susceptibles d'évoluer en suivant l'avancement des connaissances.

En opposition se trouvent des pratiques intuitives, qui vont plutôt s'appuyer sur les sentiments des praticiens et bénéficiaires, sur des croyances, des notions spirituelles, l'expérience vécue et un pragmatisme de terrain. Les approches intuitives, très présentes dans le champ de l'équi-coaching, ont l'inconvénient de se référer à des *corpus* peu consensuels, peu réfutables ou invalidés, en particulier pseudo-scientifiques (médecine quantique, magnétisme animal, communication animale…) ou issus de pratiques traditionnelles (chamanisme, théorie des chakras, soins énergétiques, théorie des humeurs…).

D'autre part, une fracture de la culture éloigne déjà les professionnels issus de formations spécifiques longues ou de réseaux historiques (héritiers de l'histoire de la médiation équine, légitimistes, corporatistes et régularistes) des professionnels *de facto*, pas ou peu formés à la médiation équine, perçus comme autoproclamés, bonapartistes, refusant les régulations corporatistes et défiant l'autorité des légitimistes, qui défendent la qualité de leurs pratiques d'après leur nature et mettent en avant leur bon droit fondé sur la liberté de chacun.

Les tensions causées par ces divergences au sein de la filière étant déjà sensibles, on peut aisément imaginer qu'elles pourraient aboutir à un clivage majeur entre :

— une approche collective de la médiation équine, tenue par les praticiens formés et enculturés, privilégiant des approches raisonnées, étayées par les preuves, qui seront, parce qu'ils maîtrisent une communication collective, l'environnement socio-politique, et les organismes fédératifs, plus à même de faire corps, de se structurer, et de mobiliser l'administration pour que des régulations de plus en plus contraignantes et officielles apportant aux professionnels et bénéficiaires davantage de garanties s'appliquent en échange d'une meilleure reconnaissance de la filière (accès aux formations, valorisation des diplômes, financement des actions, conditions d'emploi et de rémunération…) ;

— des pratiques individuelles, proposées par des praticiens exerçant *de facto* ou privilégiant une approche empirique ou intuitive de leurs actions, peu enclins à se regrouper dans un réseau structuré, pas suffisamment formalistes pour mener des actions collectives longues et contraignantes, et trop isolés et différents individuellement pour créer une unité pesante.

Les métiers et les spécialités de la médiation équine en France

Difficile de ne pas aborder la question des *praticiens en médiation équine* sans passer par celle des appellations générales, confuses, prudentes ou séparatistes qui jonchent la filière. Praticiens généralistes, ils sont souvent des professionnels « de fait », formés sur le tas ou à travers des formations brèves, et peuvent choisir une appellation large ou générale justement pour éviter de rentrer dans un domaine gardé ou régulé, au risque de s'attirer les foudres des organismes ou praticiens spécialisés rarement très accueillants avec les confrères pas ou peu qualifiés. Les situations peuvent être très diverses. Pour citer quelques exemples de cette variété, il y a le cas des professionnels qui exercent en « double compétence », estimant qu'ils peuvent légitimement pratiquer parce qu'ils sont d'une part professionnels de santé, et d'autre part, cavaliers (les *praticiens en médiation équine thérapeutique*, *médiateurs avec les équidés*, ou *orthophonistes avec le cheval* par exemple). Il y a le cas des praticiens qui outrepassent leur champ de compétence établi (praticiens qui, sur la base d'une formation d'initiation ou d'accompagnant, s'installent à leur compte pour mener des séances en autonomie sans y avoir été préparés). Il y a aussi le cas des professionnels à « double casquette », qui peuvent être, par exemple, à la fois équicoachs et moniteurs, et qui choisissent de se dire *praticiens en médiation équine* pour rester globaux sur leurs compétences, éviter de prendre parti, et ne pas s'enfermer dans des cases vues comme réductrices. Et il y a encore le cas de médiateurs équins issus d'écoles ou formations plus ou moins longues, souvent contestées et isolées car non conformes aux standards de la filière, créées sur des initiatives personnelles, et fonctionnant en réseau fermé ; on trouvera dans cette situation des appellations aussi foisonnantes et créatives que confuses, souvent déposées : *psychopédagogues de la relation aidée des chevaux, équihomologues, praticiens équivalence, hippopraticiens, équiologistes, thérapeutes en équipraticie relationnelle, équipsynergéticiens,* etc.

L'équithérapie

Portée par la Société Française d'Equithérapie, cette activité correspond à un soin psychique intégratif médiatisé par le cheval. C'est l'art de soigner l'esprit par la médiation du cheval. Le soin peut ainsi passer par des techniques qui ont été empruntées et adaptées à partir d'approches thérapeutiques classiques (psychothérapie, psychanalyse, orthophonie, psychomotricité). Les moyens mis en place par les thérapeutes vont inclure des interactions aussi bien psychologiques que corporelles, autant avec le thérapeute qu'avec le cheval : échanges toniques, échanges verbaux, postures, émotions, gestes, expériences, apprentissages, relations, désirs, intentions… L'objectif de l'équithérapie étant une amélioration de la santé des patients accueillis : diminution des plaintes, diminution des symptômes, meilleure qualité de vie, meilleure gestion des émotions, meilleure aisance corporelle, mieux-être... Les limites en termes de santé correspondant aux objectifs de santé physiologique : l'équithérapie n'a pas vocation à être une intervention organique ou mécanique qui relèverait du champ de la médecine (et donc de l'hippothérapie) ; aussi l'équithérapie n'est pas indiquée en ce qui concerne, par exemple, la prise en charge de paralysies ou de troubles moteurs organiques : avec ces publics, elle peut néanmoins rester indiquée pour ce qui concerne leurs répercussions psychologiques (image du corps, estime de soi, gestion du handicap dans la vie quotidienne, relation aux autres...).

Les équithérapeutes, quant à eux, sont les professionnels spécifiquement qualifiés pour pratiquer l'équithérapie. On doit donc distinguer les professionnels qui « font de l'équithérapie », ceux qui « ont fait une formation en équithérapie », de ceux qui *sont* « équithérapeutes diplômés ». Certaines formations parlent d'équithérapie, mais ne font jamais intervenir de formateur équithérapeute. Certaines formations sont courtes, d'autres sont construites sur des contenus inquiétants. Certains praticiens pensent de bonne foi qu'ils pratiquent l'équithérapie alors qu'ils n'ont aucune qualification et que leurs activités n'ont rien de comparable avec un cadre thérapeutique. Il y a donc toute une ambiguïté sur l'utilisation du titre d'équithérapeute à lever. Les équithérapeutes sont principalement des professionnels médico-sociaux, cavaliers de bon niveau, qui ont suivi et validé une formation longue et qualifiante d'équithérapeute (la formation SFE ou la formation IFEq), et ont pris un engagement déontologique. Pour autant, il y a des cas particuliers : les équithérapeutes formés par d'autres écoles, ceux qui n'ont pas validé de diplôme spécifique, ceux qui viennent de l'étranger, ceux qui ont été davantage formés par apprentissage supervisé in situ que par des formations longues. Ces cas particuliers sont gérés par les réseaux de praticiens, tout particulièrement le réseau de la Société Française d'Equithérapie : au final, la reconnaissance comme pair au sein du réseau fait foi. Les équithérapeutes reconnus sont donc ainsi qualifiés pour exercer en autonomie professionnelle tous les actes relevant d'un suivi en équithérapie, de la validation de l'indication jusqu'à l'évaluation finale, en passant, notamment, par le choix et la préparation des chevaux de thérapie, l'élaboration et la mise en œuvre des projets individualisés, le travail en équipe pluridisciplinaire, l'emploi de techniques thérapeutiques spécifiques et variées, la gestion d'activité ou la communication. On ne peut donc, à l'évidence, pas résumer l'équithérapie à la réalisation de séances ou à l'application de protocoles de soin pré-établis : l'équithérapeute exerce de façon artisanale au sens noble du terme, en adaptant au cas par cas, en construisant des modalités de suivi adaptées à chaque situation, sur la base d'une culture professionnelle et en référence à une déontologie particulière.

La thérapie avec le cheval

Développée et soutenue par la Fédération Nationale des Thérapies avec le Cheval, la TAC trouve son origine dans le mouvement qui sépare les branches sportives et thérapeutiques. La TAC naît sous l'influence de Renée de Lubersac et d'un noyau de psychomotriciens, d'infirmiers et d'éducateurs, partageant une certaine philosophie clinique. La TAC est une thérapie corporelle, qui s'inspire largement du mouvement psychanalytique pour étayer ses références théoriques. Elle propose un soin qui passe par la notion de régression psychique, qui correspond à la possibilité pour les patients de revenir vers des étapes anciennes de leur développement psychologique et moteur, en référence au balancement, à être portés, à prendre soin, à ne faire qu'un avec son environnement. C'est par cette régression qu'elle entend participer à la reconstruction de fonctions psychomotrices défaillantes ou perturbées : le retour à des étapes antérieures permet de les rejouer pour en réparer les avatars, et le cheval représente un partenaire privilégié pour favoriser ce retour en arrière et assurer de nouvelles expériences corporelles et relationnelles saines, qui vont ouvrir vers une meilleure acceptation de la réalité, de nouvelles possibilités de communication et de relation, une meilleure intégration des expériences corporelles. La TAC est marquée par l'influence de l'éthologie humaine et animale : l'observation des comportements, la moindre intervention dans les situations, la prise en compte des caractéristiques innées du cheval, ou encore le lien entre biologie et psychologie sont des thèmes structurants. L'approche humaniste de la thérapie est, enfin, le modèle principal qui régule le positionnement thérapeutique ; l'accompagnement se veut non directif, le thérapeute prend en compte chaque personne prise en charge dans sa globalité et sa singularité (sans, notamment, la réduire à sa dimension somatique ou psychique, sans accorder trop d'importance au diagnostic, sans se focaliser sur les symptômes), en tant qu'être humain : le thérapeute aide à travers l'expérience relationnelle qu'il permet de vivre, et non à travers son savoir ou ses conseils d'expert. La TAC s'adresse donc plutôt à des publics souffrant de troubles psychiques ou de maladies mentales, en séances individuelles ou en petit groupe, et s'inscrit donc elle aussi dans une visée de soin psychique, par opposition au soin somatique.

Les thérapeutes avec le cheval, grâce à l'invention de leur appellation, ont l'avantage de ne pas trop souffrir de l'usurpation de leur titre : le seul choix d'appeler sa pratique « TAC » ou de choisir de se nommer « thérapeute avec le cheval » révèle une filiation directe entre le professionnel et la FENTAC. Rares sont les non qualifiés qui choisissent cette appellation, un peu longue et pas la plus courante. Pour autant, la FENTAC est une fervente partisane de l'approche par spécialisation : elle ne conçoit l'accès aux fonctions exercées par les thérapeutes avec le cheval que dans le cadre d'une spécialisation sur la base d'un « métier de base ». Il faut d'abord être professionnel paramédical pour pouvoir être thérapeute avec le cheval. Et un thérapeute avec le cheval continuera à, toujours, exercer en premier lieu son « premier métier ». Le titre de thérapeute avec le cheval n'est ainsi pas vu comme étant indépendant d'un autre titre paramédical pré-existant : la FENTAC fonde la légitimité à exercer la thérapie non pas sur la formation qu'elle délivre, mais sur la reconnaissance antérieure du praticien en tant que professionnel habilité par l'État à exercer comme thérapeute, à travers notamment ses qualifications initiales en tant que médecin, paramédical, psychologue ou travailleur social. Elle parle par ailleurs bien d'une formation de spécialisation, et d'une formation *en* TAC (et non d'une formation *de* thérapeute avec le cheval). Raison pour laquelle la logique métier (référentiels d'activités, certification professionnelle, valorisation des acquis de l'expérience) ne concerne pas les thérapeutes avec le cheval, pour lesquels on considère que leur exercice avec les chevaux, s'il s'appuie sur les connaissances qu'ils ont acquises dans le cadre de leur formation spécifique, se justifie prioritairement par leur qualification initiale. Un thérapeute avec le cheval psychologue reste psychologue quand il est en séances de TAC, au même titre qu'il est et reste psychologue quand il fait passer un test de QI ou qu'il mène une séance de psychothérapie de pleine conscience : la TAC est une corde à son arc, mais pas un titre en soi.

À ce stade, les définitions et divergences entre équithérapeute et thérapeute avec le cheval peuvent sembler marquées, parce qu'elles sont relativement théoriques et sont issues de deux visions cliniques partiellement différentes. Pourtant, dans les faits, il existe autant de divergences entre les praticiens des deux branches qu'il en existe au sein de chaque branche : il y a toutes les chances de trouver, dans leurs pratiques, les mêmes différences entre deux thérapeutes avec le cheval, qu'entre un thérapeute avec le cheval et un équithérapeute. La différence entre les deux approches étant plutôt le fruit de désaccords cliniques et idéologiques entre organismes représentatifs, qu'une différence entre les praticiens qu'ils regroupent. Raison par laquelle TAC et équithérapie sont fréquemment regroupées en tant que pratiques similaires, voire en tant que synonymes.

L'hippothérapie

Peu présente en France car sans organisme représentatif et sans formation dédiée, l'hippothérapie correspond aux approches strictement médicales et paramédicales médiatisées par le cheval. Elle couvre le champ de la rééducation : diagnostic et traitement de troubles organiques ou moteurs. Elle est pratiquée uniquement par les professionnels de santé concernés : médecins (en particulier médecins de rééducation fonctionnelle et médecins du sport), kinésithérapeutes, et orthophonistes, éventuellement ostéopathes, chiropracteurs, et ergothérapeutes. La prescription médicale est obligatoire, le remboursement sécurité sociale (bien que partiel) quasiment systématique. Le modèle de pratique en hippothérapie est, typiquement, le modèle international de la médiation équine, et implique un dispositif assez contraignant. Les séances sont habituellement collectives et montées, et chaque patient est encadré (suivant son niveau d'autonomie) par 2 à 5 professionnels : un thérapeute qui donne les instructions à l'ensemble des participants (patients et professionnels), 1 professionnel de chaque côté du patient pour stabiliser chaque jambe, 1 professionnel sur le côté et légèrement en arrière pour stabiliser son tronc et son bassin, et 1 leader qui guide le cheval en longe depuis l'avant. Le matériel employé est, de même, souvent assez lourd : rampes ou élévateurs pour faciliter les montoirs, chevaux très porteurs, disciplinés et d'un tempérament calme et stable, selle spécifique pour mieux caler le bassin, étriers à coques, rênes à boules, poignées ou pont. Les séances sont habituellement brèves (20 à 30 minutes), au pas, et incluent des mobilisations actives ou passives, et des tâches motrices ou de communication à réaliser. Les patients n'ont pas ou peu d'autonomie à cheval, et le travail proposé va viser à maximiser l'effet des mouvements du cheval sur les troubles musculaires, squelettiques, neurologiques ou plus largement organiques des patients. Les aspects relationnels avec le cheval sont vus comme un moyen de motivation et de facilitation du traitement, qui vont améliorer l'alliance thérapeutique et rendre les séances plus agréables, moins stressantes et plus impliquantes pour les patients ; mais ils ne sont pas centraux en hippothérapie. On peut d'ailleurs remarquer que certains centres de rééducation fonctionnelle proposent de l'hippothérapie sur cheval mécanique, dont le mouvement simule le pas, en préparation à des séances sur cheval réel, en complément, ou parfois même en dehors de toute séance avec un cheval bien réel.

Compte tenu des particularités de leur exercice professionnel, qui est strictement raccroché à l'exercice légal de la médecine, les hippothérapeutes sont assez peu visibles en France. Il n'existe par ailleurs pas de formation spécifique à l'hippothérapie, sinon anciennement l'Attestation Universitaire Européenne de Réadaptation par l'Équitation proposée par la faculté de Bobigny qui était la formation s'en approchant le plus. Par ailleurs, le cadre légal interdit aux médecins et auxiliaires médicaux toute publicité ou communication personnelle, les engage à une déontologie stricte contrôlée par les Ordres, et les soumet au contrôle de diverses instances publiques. Ainsi, ils ne peuvent pas exercer l'hippothérapie comme leur métier, et ne doivent la considérer que comme une manière d'exercer leur métier médical ou paramédical réglementé. Un kinésithérapeute ne peut pas, par exemple, recevoir directement des patients en libéral en hippothérapie à moins qu'ils aient une prescription pour des séances de kinésithérapie. Par ailleurs, ils ne peuvent pas non plus se présenter en tant qu'hippothérapeutes, mais toujours en tant que médecins ou kinésithérapeutes par exemple. S'ils souhaitent mener une double activité, ils doivent de fait soit renoncer à leur premier métier, soit scinder administrativement et juridiquement leurs 2 activités de façon à ne pas occasionner d'ambiguïté qui pourrait relever d'un exercice illégal de la médecine ou d'une fraude à la sécurité sociale.

On peut enfin remarquer que si le terme « hippothérapie » a une définition assez précise en France et en Suisse, il est employé comme synonyme de « médiation équine » dans d'autres pays, notamment en Belgique.

L'équicie

Apparue en 2010, l'équicie est une pratique créée par la Fédération Handicheval, qui correspond à l'évolution de la rééducation par l'équitation hors du champ sportif, hors du champ de la rééducation fonctionnelle, et vers le champ de la relation d'aide. Elle se définit comme un accompagnement avec le cheval fondé sur la méthodologie de l'action sociale et pouvant s'inscrire dans une visée thérapeutique, sociale, éducative ou de loisir. Elle correspond de fait à un public potentiellement très large, et son apparition pose la question de sa place relativement à l'équithérapie, la TAC et l'hippothérapie. Handicheval évoque un métier transdisciplinaire, qui se veut à l'interface entre le milieu équestre et le milieu médico-social : l'équicie est donc une façon de venir en aide à des publics ayant des besoins spécifiques en s'appuyant sur la rencontre avec le cheval. Souvent présentée comme une activité « clairement identifiée », il reste toutefois plutôt difficile d'accorder une place explicite à l'équicie dans le paysage de la médiation équine : elle semble correspondre à la fois à l'acception de la médiation équine par juxtaposition et à son acception par exclusion, mais elle est un métier à part qui ne relève ni de la thérapie, ni de l'enseignement sportif tout en pouvant s'inscrire dans les champs du soin et du sport.

C'est l'analyse du métier d'équicien plutôt que la définition de ses pratiques qui est la plus éclairante. L'équicien est un professionnel transdisciplinaire, dont la spécificité est de disposer de la compétence permettant de réaliser avec la médiation des chevaux des projets issus de demandes des secteurs du médical, du médico-social, du loisir, ou de l'éducation. Ce n'est donc pas l'équicien qui est thérapeute, travailleur social, enseignant sportif ou éducateur : c'est le contexte dans lequel il travaille. S'il est employé par un établissement de santé, ses activités s'inscriront dans le champ thérapeutique, et il adaptera son travail et ses séances pour répondre à ces besoins contextuels. S'il est libéral et travaille au bénéfice d'un particulier accueilli dans un établissement à caractère social, il fixera les objectifs avec les travailleurs sociaux et adaptera le projet pour essayer de les atteindre. S'il est lui-même moniteur ou travaille avec un moniteur, il pourra tout à fait employer l'enseignement du sport équestre pour répondre à une demande d'accompagnement qui s'y prêterait. Comme l'étymologie de son nom tend à l'indiquer, l'équicien est donc davantage un technicien de l'accès au cheval pour des publics spécifiques, plutôt qu'un spécialiste des questions de santé, d'éducation ou d'insertion sociale. Par ailleurs, en étudiant de plus près les conditions réelles d'exercice des équiciens diplômés, on s'aperçoit que leur profil, leur public et leur façon d'exercer diffère assez significativement de celle des équithérapeutes et thérapeutes avec le cheval. Le niveau de qualification moyen des équiciens avant formation est inférieur au niveau bac +2, leur rémunération est plus faible, ils proposent principalement des séances collectives, ils sont majoritairement assistés en séance par des accompagnants, ils conçoivent rarement leurs projets de façon totalement autonome, et ils poursuivent prioritairement des objectifs éducatifs. On pourrait résumer leur place à un intermédiaire entre les moniteurs d'équitation adaptée et les thérapeutes en termes de niveau d'autonomie et de qualification ; en revanche ils disposent d'un champ de pratique qui, s'il est plutôt orienté vers l'éducatif, se veut plus varié et peut englober le social, l'occupationnel, le loisir, le soin et le sport suivant les contextes d'exercice. Généralistes de la médiation équine, les équiciens sont capables d'intervenir en collaboration sur des projets d'une grande diversité, mais leur domaine de spécialité n'est pas aussi clairement identifié que celui des moniteurs et celui des thérapeutes.

Par ailleurs, les néologismes *équicien* et *équicie*, protégés par dépôt à l'INPI pour éviter que d'autres organismes qu'Handicheval ne récupèrent l'appellation, sont sources de confusion pour le grand public et freinent le développement de leur propre branche. Aucun bénéficiaire ne peut imaginer de lui-même l'existence du métier d'équicien, et donc avoir l'idée de se tourner vers l'équicie : les professionnels ne sont donc pas identifiables pour leur public, ce qui les désavantage par rapport aux autres métiers de la médiation équine qui emploient des appellations plus simples et communes. Ce problème de développement dont souffre l'équicie, doublé de sa difficulté de positionnement dans la filière, pousse ainsi de nombreux équiciens diplômés à choisir d'autres appellations, et notamment celle d'équithérapeute, mieux identifiées par le public et plus attractives, ce qui pose une fois encore les questions de clarté et d'amalgame entre les pratiques, de légitimité, et de différentiation professionnelle.

L'équi-coaching

Dans le champ de l'accompagnement, les pratiques de coaching ont pour principe commun de s'intéresser aux problématiques rencontrées par des publics dits « sains », c'est-à-dire sans pathologie, handicap ou souffrance particulière. Le coaching emprunte fréquemment au champ de la psychologie ou de la psychothérapie des techniques de changement, qu'il adapte ou réemploie en dehors du contexte de la thérapie mais plutôt pour aider des publics à évoluer ou changer.

On distingue classiquement 2 formes principales de coaching : le coaching personnel et le coaching professionnel. Dans leur version médiatisée par le cheval, et sans qu'il y ait encore de consensus sur la question, on tend à désigner le coaching personnel sous l'appellation d'équi-coaching. Cette approche vise à accompagner des particuliers, en individuel ou en groupe, dans des évolutions de vie ou dans une recherche de meilleure efficacité personnelle. Il peut, par exemple, se centrer sur l'aide à la prise de décision, une meilleure gestion du stress et des émotions au quotidien, la réflexion autour de questions sur les relations conjugales, amicales ou familiales, un accompagnement autour de la parentalité, la motivation, l'orientation professionnelle, l'accomplissement d'un projet, une transition de vie ou plus généralement une meilleure connaissance de soi, la réalisation de ses potentiels, et le dépassement de limites ou blocages personnels. Ce coaching de vie cherche à favoriser le développement personnel, et peut avoir une dimension philosophique ou spirituelle suivant les courants. En travaillant avec le cheval, les clients sont placés dans des situations qui vont pouvoir évoquer, réellement ou symboliquement, les motifs du coaching et vont être amenés à apprendre, par l'expérience et par l'échange avec le professionnel, en faisant et en prenant conscience de l'effet des changements.

Les équicoachs sont pour certains des équithérapeutes ou thérapeutes avec le cheval ayant choisi de consacrer tout ou partie de leur activité professionnelle à des publics sains, pour d'autres ce sont des professionnels spécifiquement formés à l'équi-coaching, et pour une dernière partie des professionnels exerçant sous justification de « double compétence » : d'un côté, coachs de vie ou accompagnants en développement personnel, et d'un autre cavaliers ou professionnels du cheval. Les profils sont donc particulièrement variés, et le domaine du coaching personnel souffre encore d'un manque de régulation, notamment du fait de son absence de réglementation, de la disparité des formations, et de la jeunesse de ces approches.

On peut aussi noter que, en médiation équine, c'est, hélas, dans ce champ du développement personnel médiatisé par le cheval qu'on trouve le plus de praticiens autoproclamés, éventuellement sans aucune qualification ni équestre, ni dans l'accompagnement, et qui travaillent parfois en suivant des orientations pseudo-scientifiques (magnétisme animal, communication avec des chevaux morts ou imaginaires, soins énergétiques ou quantiques...), des approches spirituelles qui peuvent tourner au prosélytisme (thérapies par la croyance ou la foi, prière, approches chamaniques, communion magique avec la nature ou les esprits...) et, bien que ça reste exceptionnel, qui peuvent être à l'origine des dérives sectaires, d'emprise ou de détournement les plus graves, profitant avec une malveillance plus ou moins manifeste de la confiance de personnes fragiles ou traversant une période difficile : toutes ces mauvaises pratiques, courantes mêmes si elles restent minoritaires, jettent le discrédit sur l'ensemble de la branche du coaching, mais également sur toute la médiation équine. Leur régulation sera un enjeu majeur de l'évolution de la filière.

Le horse-coaching

Si les techniques employées dans le horse-coaching sont souvent comparables à celles de l'équi-coaching, le contexte dans lequel elles se déploient est très différent et implique des compétences plus spécifiques. Le horse-coaching s'adresse au monde professionnel, et tout particulièrement aux entreprises, cadres et managers, à qui il propose des formations professionnelles ou séminaires, souvent sur mesures, ayant vocation d'accompagner les entreprises dans des changements ou face à des problématiques liées au travail. Notamment, le horse-coaching s'intéresse plus particulièrement aux thèmes comme les risques psychosociaux, le bien-être au travail, le management bienveillant, la construction d'esprit d'équipe, la capacité à déléguer ou à gérer des collaborateurs, la gestion de la charge mentale, l'organisation des services, la prévention du harcèlement ou des violences professionnelles, la gestion des carrières, l'image de marque, le leadership ou la motivation d'équipe, la résolution ou la prévention des conflits internes, la communication non-violente, la gestion de clients difficiles ou du stress professionnel... Ces thèmes sont très en lien avec des problématiques propres aux entreprises, et plus particulièrement aux grandes entreprises très organisées, dont les besoins peuvent être soit très précis et définis, soit au contraire très abstraits ou flous. Un des aspects spécifique au horse-coaching est qu'il comporte une phase amont de diagnostic (basée sur des entretiens avec les cadres dirigeants et les employés, des évaluations qui peuvent être réalisées en collaboration avec les services du personnel, des périodes d'observation in situ...), avant l'élaboration d'un plan d'action personnalisé (qui peut ne reposer que sur des actions avec la médiation des chevaux, mais qui va généralement comporter aussi d'autres séquences de formation en salle, de travaux collectifs, d'entretiens individuels, d'études de cas, d'ateliers variés avec d'autres supports ou médias...) et qui doit déboucher sur une évaluation et restitution finale centrée sur les objectifs qui étaient attendus. Une action de horse-coaching est donc particulièrement exigeante et implique un dispositif lourd, systématiquement contrôlé par les clients professionnels qui, en contrepartie de budgets qui peuvent être importants, ont des niveaux d'attente élevés. Cette exigence et ce contrôle par les clients ont pour effet une auto-régulation du domaine : pour pouvoir réussir à remporter des contrats de horse-coaching et faire carrière, les praticiens doivent avoir des références solides, et être en mesure de convaincre de grands groupes par rapport à leur capacité à porter le projet en jeu et à en gérer tous les aspects, de la logistique du transport, de l'hébergement et de la restauration jusqu'à l'évaluation sur des indicateurs de résultats opérationnels. Raison pour laquelle les horse-coachs exercent rarement seuls, et s'appuient généralement sur un réseau de différents coachs, formateurs, et/ou chefs d'entreprises qui vont, par leur réunion, pouvoir répondre aux besoins les plus pointus des clients et mettre en commun leurs carnets d'adresses.

Les horse-coachs ont ainsi des profils beaucoup moins hétérogènes que les équicoachs : très fréquemment, il s'agit de professionnels libéraux, ayant une certaine expérience de l'entreprise : anciens cadres, responsables des ressources humaines, médecins ou psychologues du travail, formateurs… Ils sont eux-mêmes cavaliers, plutôt avec une approche éthologique privilégiant le travail au sol, et la plupart ont en bagage une formation de coach professionnel ou plus spécifiquement de horse-coach. Ils exercent principalement en réseaux, de façon à pouvoir s'adjoindre, suivant les demandes et opportunités, les services d'autres professionnels susceptibles d'apporter des angles d'intervention originaux qui pourront démarquer leur offre : artistes-plasticiens, musiciens, comédiens, instructeurs d'équitation de haut niveau, psychologues… Inversement, il n'est pas rare que le horse-coach soit, dans ce contexte de collaboration, rapporté sur un projet par un autre coach ou par un organisme de formation : parfois, il s'agit d'un moniteur ou d'un équithérapeute dont le rôle, dans le projet de coaching, pourra se limiter à animer un atelier sur mesures impliquant les chevaux.

L'équitation adaptée

Terme générique pour désigner toutes les actions d'enseignement de l'équitation dans lesquelles la pédagogie et les objectifs classiques sont revus pour correspondre aux limites et besoins spécifiques des cavaliers accueillis, la notion de « sport adapté » peut aussi faire référence aux activités physiques et sportives destinées à des publics en situation de handicap mental ou psychique.

L'équitation adaptée a une vocation sportive : l'activité physique répond à des codes et à des normes, et elle implique, notamment, des acquisitions techniques, une progression, et une évaluation des résultats à travers des épreuves normatives qui peuvent correspondre à des passages de niveaux ou à des résultats en concours ou en championnat. Si la pédagogie, les moyens et les indicateurs peuvent être adaptés, pour autant les objectifs restent partagés par tous les pratiquants, et sont d'ailleurs communs aux pratiquants de l'équitation classique. Apprendre à panser, seller, brider, mettre un licol, monter à cheval, faire une rêne d'ouverture, placer ses aides pour tourner ou partir au trot, obtenir un arrêt immobile, aborder un obstacle, ou obtenir une cession à la jambe : si les priorités vont varier selon le niveau et les limites de chacun, les attendus restent identiques pour tous. Il n'y a pas d'examens spécifiques en équitation adaptée, aussi l'obtention des « poneys » et des « galops » suit les mêmes règles et critères que dans le milieu ordinaire. En revanche, pour ce qui concerne les concours, les épreuves sont particulières, et les parcours de compétition viennent initialement des fédérations d'équitation adaptée (pour les publics avec handicap mental) et handisport (pour les publics avec handicap moteur ou sensoriel). Par exemple, les natures et degrés de handicap classent les cavaliers en catégories distinctes de façon à ce que les chances soient équitables. Les disciplines suivent les disciplines classiques (dressage, CSO, équifun, pony-games, voltige, CCE et attelage) mais les règles, parcours et modalités sont adaptées à chaque catégorie. En haut niveau (national, international et olympique), le para-équestre est uniquement ouvert aux cavaliers en situation de handicap moteur, et pour les seules disciplines du dressage et de l'attelage ; ce haut niveau, géré principalement par la Fédération Équestre Internationale, n'est pas considéré comme faisant partie des actions de médiation équine.

Précisons que, si l'équitation adaptée relève du domaine du sport et que les apprentissages techniques et sportifs en sont le premier objet, elle n'en est pas moins souvent utile et précieuse concernant les problématiques que rencontrent par ailleurs les bénéficiaires. Chaque cavalier, valide ou pas, peut s'en convaincre à chaque fois qu'il descend de cheval le cœur plus léger, chaque fois qu'être en contact avec son cheval lui aura fait oublier ses préoccupations, qu'une bonne séance ou un bon résultat lui aura donné confiance, ou quand il résoudra une situation complexe de sa vie quotidienne en s'appuyant sur les leçons que son parcours de cavalier lui aura transmises. Le sport impose des règles, implique des rencontres, donne du sens à l'effort, aide à mieux se servir de son corps, forge une personnalité et un « mental », permet de se situer par rapport à d'autres, aide à gérer la frustration comme la réussite, impose des rythmes et une hygiène de vie… Autant d'effets bénéfiques qui justifient sa pratique, au-delà des seuls apprentissages et résultats sportifs : les activités physiques et sportives ont donc bien des dimensions thérapeutiques, sociales, éducatives et de loisir, inhérentes à la pratique, et qui peuvent être les effets secondaires recherchés. La question de la compétence du praticien (thérapeute ou enseignant) devrait donc se rechercher davantage pour sa qualification à atteindre les objectifs principaux qu'il poursuit, plutôt que d'en rester au seul contexte dans lequel il exerce. Une activité peut être thérapeutique dans ses effets sans pour autant qu'elle ait été menée par un thérapeute : si bataille il doit y avoir, ce n'est pas tant sur la reconnaissance des effets favorables de l'équitation classique ou adaptée, c'est sur le fait qu'organiser une action qui recherche explicitement et prioritairement des effets favorables pour la santé implique des qualifications spécifiques qui appartiennent aux thérapeutes et dont il faut reconnaître que les moniteurs ne disposent pas. Inversement, les thérapeutes, et quel que soit leur niveau équestre, doivent reconnaître leur incompétence à enseigner l'équitation, à évaluer le niveau équestre de leurs patients, et à gérer, notamment, des groupes de pratiquants autonomes ou des actions montées qui ne se déroulent pas en environnement sécurisé : les équithérapeutes ont à trouver la limite entre proposer une activité physique ou corporelle et enseigner une activité sportive.

Les professionnels intervenant en équitation adaptée sont des enseignants sportifs, principalement des moniteurs, BPJEPS, BEES ou CQP EAE. En plus haut niveau, on trouve davantage d'entraîneurs et d'instructeurs. Il n'existe pas de diplôme dédié ni de formation longue visant spécifiquement à l'enseignement de l'équitation adaptée : aussi les moniteurs intervenant en équitation adaptée ont soit un talent personnel pour exercer avec un public différent, soit une qualification acquise à travers leurs expériences, des formations courtes, ou des stages. Certains sont des éducateurs techniques spécialisés, et sont employés dans des structures médico-sociales sur des postes de moniteurs d'atelier. Mais la majorité travaille en centre équestre, et exerce au bénéfice de publics handicapés sur une partie de leur temps de travail, seuls quelques centres équestres spécialisés ayant besoin à temps complet de moniteurs spécialisés.

L'équihandi

Développée par la Fédération Française d'Equitation, l'approche équihandi correspond à la labellisation de clubs adhérents à la FFE disposant d'une part d'infrastructures adaptées, et d'autre part d'un personnel spécifiquement formé. Le dispositif a pour but d'améliorer l'accueil des publics différents dans les centres équestres classiques, notamment en attirant l'attention des dirigeants de clubs sur les questions d'accessibilité et sur la qualité de l'accueil réservé aux publics handicapés et aux institutions médico-sociales. À travers la labellisation, c'est aussi une valorisation des clubs ayant fait le choix de l'équihandi, qui apparaissent à part sur des cartographies fédérales et permettent de faciliter l'orientation des publics vers les clubs engagés dans cette démarche. Orientation qu'il reste nécessaire de modérer : car les clubs labellisés sont essentiellement des clubs qui accueillent, au mieux quelques heures par semaine, des groupes constitués, c'est-à-dire des institutions médico-sociales venant avec des groupes de 4 à 15 bénéficiaires, et qui bloquent sur le planning du club des créneaux de journée réservés à l'équihandi. Malheureusement, la démarche inclusive sous-entendue par le label reste extrêmement fragile, dans la mesure où les clubs, y compris labellisés, continuent massivement à refuser d'inscrire en cours collectif « normal » des particuliers souffrant de handicaps qui impliqueraient une adaptation trop importante de l'organisation des reprises, et ne proposent pas non plus de créneaux avec des reprises accessibles aux publics à besoins spécifiques qui souhaiteraient s'inscrire à titre individuel : aussi à moins de soit venir avec un établissement, soit pouvoir s'offrir des cours particuliers, l'accès au sport équestre en club ordinaire et en dehors des heures de bureau reste particulièrement difficile et décourageant pour les demandeurs et leurs familles.

Concernant la qualification des personnels, la fédération propose une formation de 6 jours débouchant sur un brevet fédéral d'encadrement équihandi, accessible principalement aux moniteurs et aux animateurs poney. Cette formation brosse les principaux handicaps et l'organisation du système médico-social, et s'intéresse plus particulièrement à l'adaptation de la pédagogie, au partenariat avec des professionnels médico-sociaux, et à l'utilisation de moyens spécifiques (montoirs, selles adaptées, étriers à coque, etc.). La formation comme la labellisation sont disponibles dans deux options : une mention centrée sur le handicap moteur ou sensoriel, et une mention centrée sur le handicap mental. La formation est brève mais plutôt axée sur des réponses pratiques aux problématiques de terrain, et selon les régions, les centres de formation qui proposent ces formations peuvent prévoir des modalités dépassant le strict cahier des charges fédéral, ce qui permet notamment d'impliquer les candidats sur des stages de terrain dépassant les seules deux journées réglementaires ou avec des tâches plus exigeantes, ou de compléter librement les modules de formation réglementaires par des contenus optionnels – les stagiaires et organisateurs estimant eux-mêmes, en majorité, qu'une formation théorique de 4 jours complétée par deux journées de stage au sein d'une structure ne recevant qu'occasionnellement des publics handicapés, et la présentation de deux fiches de projet pédagogique reste un dispositif de formation insuffisant pour préparer correctement les enseignants à la complexité des enjeux de terrain.

Malgré ses limites, le dispositif équihandi a permis d'améliorer significativement les actions réalisées par les centres équestres, notamment parce qu'il a créé un réseau de moniteurs spécialisés, rassemblés à l'échelon local au sein de commissions équihandi, et soutenus par tous les professionnels de la médiation équine. Les bonnes pratiques ont pu se diffuser, et le regard des professionnels du cheval sur le handicap a significativement évolué : même s'il reste encore beaucoup à faire, même s'il existe un fossé manifeste entre l'effet d'opportunité sur lequel surfe la fédération à l'échelon national et l'implication concrète et efficace des acteurs à l'échelon local, l'accueil de publics différents est devenu une réalité dans une très large majorité de clubs. Il est devenu extrêmement rare de rencontrer des pratiques purement occupationelles dans lesquelles les cavaliers handicapés sont simplement mis à cheval ou à côté d'un cheval, à tour de rôle, le temps qu'ils esquissent un sourire ou manifestent leur inconfort, avant de passer au suivant : le monde de l'enseignement équestre s'est largement précisé, a appris à s'inscrire dans une logique de projet, et s'est ouvert à un assouplissement de ses codes pour devenir plus inclusif.

L'équisocial

Le succès des brevets fédéraux équihandi a incité la Fédération Française d'Equitation à élargir son offre avec le dispositif équisocial, qui en reprend la logique tout en l'adaptant aux publics en difficultés sociales. Il n'y a toutefois pas de labellisation ni de cahier des charges particulier pour les clubs souhaitant développer l'équisocial : la démarche se cantonne, pour l'heure, à proposer aux moniteurs une formation de 4 jours leur permettant de valider, sans possibilité de stage et sur la base d'un réseau de centres de formation inexistant, un brevet fédéral attestant de leur compétence à intervenir par le biais de l'équitation dans des projets à dimension sociale, projets et publics dont aucune caractéristique n'est identifiée dans les référentiels.

Si la démarche d'ouverture vers les établissements à caractère social est de bon augure, la fédération semble ne pas concevoir que le public en difficulté sociale ne partage pas les caractéristiques du public en situation de handicap, et encore moins les caractéristiques de la clientèle « ordinaire » d'un centre équestre. Les recettes qui marchent dans un cas ne valent pas pour tout : notamment car l'instabilité inhérente à la situation du public en difficulté sociale ne permet pas de l'inscrire dans un fonctionnement régulier, et car il s'agit d'une population particulièrement hétérogène allant de détenus à perpétuité jusqu'à des personnes en grande précarité en passant notamment par l'insertion professionnelle, les phénomènes migratoires, l'enfance en danger et les conduites à risque de l'adolescence ; on ne peut pas imaginer que ces publics puissent prendre l'initiative et financer d'eux-mêmes des cours d'équitation, ni qu'ils puissent assurer une activité régulière et routinière à une structure équestre. L'enjeu, pourtant particulièrement pertinent, d'aider les centres équestres à devenir des lieux de socialisation, de réparation, d'insertion et de professionnalisation pour des publics en difficulté ne semble absolument pas identifié par la fédération, alors même que ces questions sont, encore une fois, plutôt mieux gérées « d'en bas », à l'échelon local, par les clubs qui ne manquent pas d'idées pour essayer de faciliter l'accès au sport aux familles les moins aisées, pour former et accompagner des jeunes en rupture scolaire, pour accueillir les écoles ou associations des quartiers sensibles, pour mener des actions de prévention ou sensibilisation face à des problématiques psychosociales ou sociétales comme celle des violences sexuelles dans le milieu sportif, ou encore pour donner une chance à travers l'emploi à des personnes au parcours de vie cabossé.

Plan de la filière médiation équine

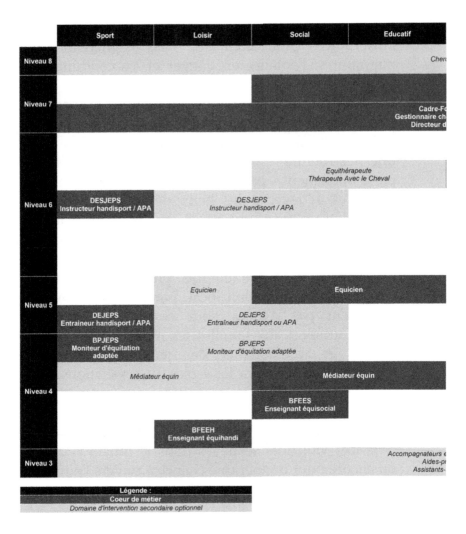

	Sport	Loisir	Social	Educatif
Niveau 8				*Cher*
Niveau 7				Cadre-F... Gestionnaire ch... Directeur d...
Niveau 6	DESJEPS Instructeur handisport / APA	DESJEPS Instructeur handisport / APA	*Equithérapeute Thérapeute Avec le Cheval*	
Niveau 5	DEJEPS Entraineur handisport / APA	*Equicien* — DEJEPS Entraîneur handisport ou APA	Equicien	
Niveau 4	BPJEPS Moniteur d'équitation adaptée — *Médiateur équin*	BPJEPS Moniteur d'équitation adaptée	Médiateur équin BFEES Enseignant équisocial	
		BFEEH Enseignant équihandi		
Niveau 3				Accompagnateurs e... Aides-p... Assistants-

Légende :
Coeur de métier
Domaine d'intervention secondaire optionnel

Soin psychique	Développement personnel	Entreprises	Soin somatique	
:heur				*Doctorat*
	Superviseur Analyste de pratiques professionnelles			*Master*
ormateur *argé de mission* *e structure*				
			Hippothérapeute	
Equithérapeute Thérapeute Avec le Cheval	Equithérapeute Thérapeute Avec le Cheval			*Maitrise Licence*
	Equicoach	Equicoach		
	Horse-coach	Horse-coach		
	Equicien			*DEUG BTS*
	Médiateur équin			*Bac*
n médiation équine *aticiens* *animateurs*				*CAP BEP*

L'équisocial est donc, malgré ce début de structuration, un champ encore en friche qui méritera davantage d'attention pour que le monde du sport puisse trouver un positionnement et une place plus efficace dans la sphère du travail social.

Les AEIT

Les activités équestres à intention thérapeutique correspondent à la partie immergée de l'iceberg de la médiation équine : c'est sans doute, en nombre de bénéficiaires, la plus grosse partie des actions, en revanche c'est aussi la partie de la médiation équine qui n'est ni qualifiée, ni professionnalisée, ni structurée. Il s'agit plutôt, à proprement parler, d'une façon de s'y prendre pour amener des bénéficiaires vers les chevaux, plutôt que d'un cadre d'exercice ou que d'un champ professionnel. Les AEIT, ce sont les innombrables « activité cheval » et « atelier poney » que les établissements médico-sociaux mettent en place en suivant l'idée intuitive que la notion de « double compétence » est suffisante.

Le principe des AEIT est simple et de bonne logique : un professionnel médico-social (une institution, un service hospitalier, ou un indépendant) porte l'aspect thérapeutique du projet. Il définit les objectifs individualisés, et, pendant les séances, est absent ou s'occupe plus directement de gérer les particularités liées au handicap ou à la pathologie. Et ce médico-social va s'adjoindre l'aide d'un centre équestre (un moniteur ou un animateur, spécialisé ou non) pour réaliser l'action. Idéalement, l'institution et le centre équestre vont travailler en amont du projet pour s'entendre sur les objectifs et les particularités à prévoir. Pendant les séances : l'institution amène les bénéficiaires au centre équestre ; elle observe les séances, se tient à l'écart, ou sert d'assistant au moniteur pour gérer les particularités des bénéficiaires ; le moniteur mène ses reprises en ajustant les consignes et activités selon les difficultés du public et les axes du projet. À l'issue des séances, ce sont les professionnels médico-sociaux qui évaluent et rendent compte de l'action. Cette façon d'exercer est proche du cadre de la rééducation par l'équitation des années 70, et a l'inconvénient de diviser les compétences entre plusieurs intervenants : les soignants portent le soin, mais ce qui est réalisé est une activité sportive menée par un enseignant. On évoque souvent des actions à « visée » ou « intention » thérapeutique, avec une prudence et une modestie qui ne laissent pas grand doute sur la réalité de fait que le choix des mots peine à camoufler.

Le problème des AEIT est la dilution de responsabilité sur laquelle elles reposent, et qui rendent tous les acteurs interchangeables (au point d'ailleurs que ce sont aussi les patients eux-mêmes qui peuvent devenir interchangeables en séances : si l'un est absent, un autre peut le remplacer, sans préjudice pour le projet). Éventuellement, il y a un responsable de projet institutionnel, toutefois il n'est jamais spécialement formé en médiation équine, ou au mieux il aura réalisé une formation courte d'accompagnateur qui l'aura préparé à porter le projet, à garantir une stabilité minimale dans l'action, et à ajuster ses interventions pendant les séances. Et dans le meilleur des cas, il y a un moniteur spécialisé, unique, qui fera en sorte de répondre au mieux aux besoins des patients tout en donnant satisfaction aux soignants. Mais finalement, personne ne contrôle, maîtrise et coordonne la chaîne de soin (garante de l'aspect thérapeutique) étant entendu que personne ne dispose de suffisamment de compétences techniques et cliniques pour évaluer et assurer que les moyens mis en œuvre correspondent à la meilleure option pour atteindre les objectifs définis. La tête est séparée des bras. La logique à l'œuvre reviendrait à concevoir qu'une cure thermale, c'est quand un médecin accompagne un patient chez un maître nageur à la piscine. Les AEIT ne sont, à l'évidence, pas des pratiques à risque, et elles sont d'ailleurs souvent appréciables et peuvent être efficientes si la coordination entre les acteurs fonctionne bien : pour autant, c'est de loin le dispositif le plus questionnant car le moins précis, le moins spécialisé, et celui qui offre le moins de garanties sur la qualité de l'action. Il est en revanche facile à mettre en place, car il ne demande pas de compétences particulières ou rares, et a l'avantage, comme il est toujours collectif, de pouvoir bénéficier à des publics bien plus nombreux que n'en accepteraient des équithérapeutes, hippothérapeutes ou thérapeutes avec le cheval dans un contexte similaire.

Repérer les professionnels au milieu des institutions : le parcours du combattant

La complexité du paysage institutionnel de la médiation équine en général et de l'équithérapie en particulier est un frein majeur à la lisibilité des actions. Si les professionnels sont plutôt bien informés quant aux principales pratiques en médiation équine, aux métiers spécifiques, et aux intérêts et limites propres à chaque cadre d'exercice, la situation est très différente pour ce qui concerne le grand public, et en premier lieu les demandeurs de médiation équine. Si déjà l'idée de faire appel à des chevaux pour changer quelque chose à sa vie semble osée au premier regard, il serait totalement utopiste de s'imaginer que des personnes en difficulté puissent, intuitivement, identifier les différentes approches existantes et disponibles et localiser le professionnel correspondant et le plus à même de répondre aux particularités de leur demande. Déjà que le grand public peine à comprendre les nuances qui peuvent exister entre des professions courantes liées à la santé et officiellement reconnues (y compris chez les professionnels : combien d'entre nous peuvent clairement distinguer les spécificités d'un kinésithérapeute face à un chiropracteur, ou celles d'un psychothérapeute face à un psychiatre ?), comment pourrions-nous penser que des parents venant d'apprendre le handicap de leur enfant puissent avoir l'idée de s'adresser, en toute connaissance de cause, à un moniteur d'équihandi plutôt qu'à un équicien car leur projet pour leur enfant concerne davantage un loisir normalisant qu'un accompagnement à caractère éducatif et social ?

Et dans cette obscurité repose un problème propre à la médiation équine et à l'équithérapie : comment sont gérées les demandes et les indications.

Il faut bien reconnaître que le hasard garde une large place dans l'orientation, au moins préalable, des bénéficiaires vers la médiation équine. L'idée initiale de se tourner vers ces activités peut venir de sources variées : la presse, les recommandations d'autres bénéficiaires ou de leurs familles, la présence de chevaux ou de cavaliers dans l'entourage, l'indication par un professionnel de santé... Et les mots les plus intuitivement associés à l'idée que les chevaux ont quelque chose à voir avec le handicap sont « hippothérapie » et « équithérapie », indépendamment de leur signification pour les initiés. Aussi, l'amalgame est vite fait : si vous avez un enfant handicapé, ou que vous-mêmes êtes en difficulté, ou bien que vous êtes un professionnel médico-social intervenant au bénéfice de publics spécifiques, et si vous croyez que les chevaux pourraient aider d'une façon ou d'une autre : vous ne vous poserez a priori aucune question de cadrage supplémentaire et vous chercherez un *centre d'hippothérapie* ou un *équithérapeute*, le plus proche et le plus disponible possible.

Ce qui veut dire que se dirigent vers les équithérapeutes un large volume de demandes ne correspondant pas, a priori, à leurs compétences spécifiques. Les demandes qui arrivent sont fréquemment floues ou globales, type : « mon enfant souffre de tel handicap et il aime bien les animaux, j'ai pensé à l'équithérapie et j'ai trouvé vos coordonnées sur internet ». Les équithérapeutes reçoivent de nombreuses attentes correspondant à un cadre de loisir ou de sport : des familles ou institutions qui nous consultent pour que des patients viennent monter à cheval, ou pour que les patients, tout en étant pris en charge pour leurs difficultés, apprennent à monter à cheval et progressent comme cavaliers en s'amusant. Beaucoup de demandes, également, qui confondent sport et thérapie : des familles surprises qu'il soit si difficile de trouver des « cours d'équithérapie » collectifs, ouverts sur simple réservation, et accessibles les soirs, mercredis, samedis et dimanches ; des personnes qui nous contactent pour venir « assister à des séances d'équithérapie » comme on prendrait une place pour assister à un match de tennis ; des grands-parents qui nous appellent pour offrir, en surprise à leur petit-enfant malade, une carte-cadeau d'anniversaire pour une séance d'équithérapie. Ce qui revient à dire que, dans bien des situations, le cadre a besoin d'être posé dès le premier contact, et que les équithérapeutes sont amenés à faire de la sensibilisation et de la pédagogie au quotidien pour expliquer leurs pratiques, clarifier les différentes branches de la médiation équine, valider l'indication de l'équithérapie, ou tenter d'orienter au mieux des bénéficiaires vers les confrères qui semblent correspondre à la demande exprimée. Assez fréquemment, les premiers entretiens avec les familles, bénéficiaires, ou institutions vont avoir pour ambition de faire émerger cette demande, de mettre, notamment, les familles en situation de formuler les besoins du patient, en termes de santé, pour lesquels ils peuvent nous consulter et nous confier la mission d'intervenir. Contrairement à beaucoup d'autres approches thérapeutiques, en équithérapie, la demande est souvent coconstruite : ce sont les professionnels qui aident les demandeurs à leur adresser une demande cohérente et ciblée.

De même que des demandes de sport arrivent vers des soignants, arrivent vers les centres équestres des demandes de soin. Parce que quand une famille ou un patient recherche les chevaux, il se tourne le plus logiquement du monde vers là où se trouvent les chevaux : c'est-à-dire les centres équestres. Et si les professionnels de la santé sont globalement habitués et formés à la question de « la demande », et notamment à la nécessité de la faire émerger et le cas échéant de la réorienter, la question n'est pas d'usage dans le monde du sport « classique ». Quand les gérants ou secrétaires de centres équestres reçoivent une demande d'inscription : ils inscrivent, et la question qui se pose est plutôt une question de niveau, d'autonomie, et éventuellement de besoins particuliers qui impliqueraient des adaptations. Il n'y a que les centres équestres les plus habitués à travailler avec des publics à besoins spécifiques (et connaissant le mieux le paysage de la médiation équine) qui pourront avoir la démarche de vérifier que ce que les bénéficiaires viennent chercher correspond bien à l'enseignement équestre qui est proposé. Ce qui conduit, malheureusement, un certain nombre de demandeurs de soins qui s'ignorent à trouver des places dans des reprises ordinaires ou adaptées, parfois même appelées injustement « équithérapie ». Dans d'autres cas, notamment de demandes d'institutions médico-sociales adressées à des centres équestres, c'est cet amalgame général entre cheval, équitation, soin, santé, aide, et handicap qui va être à l'origine de la création d'une AEIT, ni les professionnels équestres ni les professionnels de l'institution n'ayant eu l'idée qu'orienter la demande vers un praticien en médiation équine spécialisé aurait été plus indiqué.

Ces quelques exemples donnent un aperçu des écueils courants sur lesquels butent les orientations en médiation équine, et soulignent l'enjeu majeur que représente l'unification des praticiens de toutes spécialités, pour permettre d'apporter à chaque demandeur la réponse en médiation équine la plus adaptée possible. C'est l'un des chantiers du Syndicat Interprofessionnel des Praticiens de la Médiation Equine, à travers notamment l'édition d'une cartographie nationale de l'ensemble des praticiens, d'après leurs métiers et orientations, et la mise à disposition de fiches-métiers pour permettre de faciliter l'identification des branches.

Arrivée à l'âge de la retraite, une consœur thérapeute avec le cheval confiait que pendant toute sa carrière, son travail avait été caché derrière le cheval. On ne peut pas mieux résumer la situation : les demandeurs viennent prioritairement chercher le cheval, et il est souvent compliqué de faire valoir qu'il y a, au-delà du cheval, des praticiens avec des compétences particulières qui vont permettre ou non que des effets, pourtant attendus ou souhaitables, adviennent. Et là encore se trouve un risque majeur pour la filière : si les demandeurs viennent chercher le cheval et se satisfont de voir les bénéficiaires sourire sur le dos d'un cheval, pourquoi les professionnels devraient-ils faire autant d'efforts pour se spécialiser, s'imposer des pratiques de plus en plus précises, et clarifier leurs champs d'action respectifs ?

Le contexte professionnel et législatif de l'équithérapie

Légalité et officialité de l'équithérapie

L'équithérapie est un soin qui s'exerce en dehors d'un champ réglementé. Il ne s'agit donc pas d'une pratique « officielle », dans le sens où elle n'est pas portée ou régulée par l'État ou par une administration nationale. Il n'existe pas de diplôme d'État, ni de formation ou école nationale. Il n'y a pas de lois, règlements, décrets ou arrêtés qui lui soient spécifiquement applicables et qui viendraient réguler ou apporter des précisions sur ses conditions de pratique.

En particulier, aucune loi n'encadre l'utilisation du titre d'équithérapeute, c'est-à-dire que chacun peut librement se prétendre « équithérapeute », inscrire ce mot sur sa plaque ou son site web sans avoir à craindre de sanctions de la part des administrations ou de la justice, qu'il soit formé ou pas, diplômé ou pas, et quelles que soient ses compétences ou incompétences, et chacun peut aussi donner librement sa définition ou vision de ce métier – et on arrive parfois à des situations qui peuvent devenir cocasses, par exemple quand ce sont des rebouteux soignant les chevaux par les plantes qui s'appellent équithérapeutes pour désigner le fait qu'ils pratiquent la naturopathie vétérinaire.

Pas de loi ni de textes légaux non plus pour définir ce qu'est l'équithérapie, et notamment quels sont les actes qui relèvent de l'équithérapie, où en sont les frontières, et si certaines actions sont autorisées ou interdites en équithérapie – et on peut citer, par exemple, la récurrente question du prétendu droit à mettre des personnes à cheval, ou celle du droit à employer des techniques psychothérapeutiques.

Aucune réglementation non plus concernant les conditions administratives d'exercice : pour les indépendants, pas de repères spéciaux pour identifier quels sont les choix de statuts juridiques, fiscaux ou sociaux adaptés ou auxquels se rattacher – relève-t-on d'une activité commerciale ou libérale, de santé, de service, agricole, à quelles caisses doit-on s'affilier, quelles règles comptables et fiscales s'imposent, relève-t-on d'un régime spécial de TVA ? Pour les salariés et employeurs, pas davantage de jalons : quel salaire pour un équithérapeute, quelles missions relèvent de sa compétence, de qui tire-t-il ses ordres et qui peut-il encadrer, comment doit s'organiser son temps de travail, bénéficie-t-il d'aménagements particuliers type temps de formation-information-recherche, etc.

Le financement des actions n'est pas non plus assuré automatiquement par l'État : la sécurité sociale ne rembourse pas l'équithérapie, et aucun organisme public ne dispose de fonds spécifiquement alloués à l'équithérapie. De même pour la formation des professionnels : pas d'écoles gratuites ou subventionnées par l'État.

Du point de vue des professionnels, et en particulier des futurs professionnels, cette absence de repères légaux peut être perçue comme un flou anxiogène, dans le sens où aucune route n'est déjà tracée et permettrait, sur le modèle de beaucoup de métiers médico-sociaux, d'avoir des postes et conditions de travail déjà très encadrés et prédéfinis grâce auxquels il n'y aurait plus qu'à suivre une loi ou des formalités administratives obligatoires pour pouvoir exercer. Car si les professionnels n'apprécient pas vraiment les contraintes administratives, nous devons aussi reconnaître que, paradoxalement, ces contraintes semblent avoir un côté apaisant et cadrant dans la mesure où elles donnent le sentiment d'être porté, soutenu, et d'avoir la garantie d'être en règle. Pour autant, l'absence de réglementation particulière, souvent reprochée et vue comme un manque, présente l'immense avantage de la liberté et de l'auto-régulation de la filière. Par ailleurs, l'exercice hors cadre réglementé n'a rien de spécifique à l'équithérapie : que ce soit dans le domaine du soin ou ailleurs, seule une partie des professions disposent d'un cadre législatif particulier, et on ne doit pas confondre « non réglementé » avec « illégal ». Le fait qu'un métier n'ait pas de titre protégé, pas de formation d'État, et pas de lois le régissant ne veut pas dire que ce métier est interdit, ni qu'il est inutile, dévalorisé, ou en risque de disparition, mais veut uniquement dire qu'il s'exerce librement. Les astrologues, footballeurs, dessinateurs, sophrologues et psychanalystes sont dans la même situation juridique que les équithérapeutes, mais rien ne les empêche eux-non plus de faire carrière. Tout simplement, en l'absence de règles spécifiques, ce sont les règles générales qui s'appliquent, et il sera possible dans certaines situations de faire des choix qui pourront se révéler avantageux pour certains professionnels suivant les particularités de leur exercice – par exemple en choisissant un statut juridique plutôt qu'un autre, ou en considérant l'équithérapie comme spécialité plutôt que comme métier. Enfin, l'absence de réglementation spécifique ne signifie pas non plus que les équithérapeutes pourraient exercer au-dessus des lois : s'il n'y a pas de règles plus spécifiques, la Loi commune continue de s'appliquer complètement dans le champ de l'équithérapie. Et cette Loi commune a des conséquences : par exemple, l'interdiction d'exercer des actes relevant de l'exercice légal de la médecine, l'interdiction de pratiquer des activités qui pourraient s'assimiler à de l'enseignement sportif, l'obligation de révéler des informations confidentielles pour porter secours à des personnes en danger, ou encore la nécessité d'adopter des pratiques protégeant les bénéficiaires de potentiels abus de faiblesse ou de tromperies.

Légitimité et déontologie

La question de la légalité de l'équithérapie n'est donc pas, comme on vient de le voir, une question qui fait débat : l'équithérapie n'est pas réglementée, mais elle est légale. La pierre d'achoppement concerne plutôt les questions autour de la légitimité : faute d'arbitre légal, la régulation est sociale, au sein de la profession, avec des courants et points de vue pas toujours convergents. Il est d'ailleurs remarquable que cet enjeu de son auto-régulation ait été relevé et mis en œuvre très tôt dans le domaine de la médiation équine, ce qui tend à souligner que la filière a besoin de règles et de systèmes de références pour pouvoir fonctionner correctement et se développer en sécurité. Les clivages successifs et l'évolution de la filière par le truchement d'initiatives isolées n'y est sans doute pas étranger : le simple fait d'avoir eu besoin ou envie que de nouvelles institutions ou pratiques émergent a été, à chaque fois, l'occasion de formaliser des valeurs, de donner des définitions qui ont nécessairement un effet cadrant et discriminant, et d'adopter des systèmes de régulation, ne fût-ce qu'à travers des conditions d'adhésion à un organisme ou d'acceptation en formation.

Dans le cas particulier de l'équithérapie, l'absence de règles légales a été compensé par l'établissement de règles sociales, tout particulièrement à travers le recours à la déontologie. Ce n'est d'ailleurs pas un hasard si, lors de sa création en 2005, le premier acte de la Société Française d'Equithérapie est de se doter d'une Charte d'Éthique et de Déontologie qui reste une référence incontournable 15 ans plus tard.

L'enjeu de la déontologie, c'est la régulation des pratiques et des praticiens, c'est la formalisation des usages, et c'est d'apporter de la clarté sur des états ou situations qui peuvent prêter à confusion ou à discussion. La déontologie est une démarche fondatrice qui, de la même façon qu'une loi rend effectif un droit ou un devoir, matérialise une idée et la transforme en socle d'action. L'adoption d'un texte apporte une référence et signe un partage de valeurs, le consensus faisant corps et apportant du poids aux idées, même si leur partage ne représente pas pour autant une obligation légale mais plutôt un engagement moral. De façon pragmatique, les réseaux pourvoient par eux-mêmes aux manques de la Loi : ce que le législateur n'indique pas pour tous, la déontologie l'indique pour ceux qui veulent être rassemblés dans un intérêt commun. On doit noter toutefois que cette idée ne peut fonctionner que si le réseau est suffisamment solide et crédible pour que les praticiens trouvent un avantage à être reconnus comme en faisant partie : la légitimité des démarches déontologiques vient donc naturellement de la légitimité des réseaux qui les organisent.

Parmi les règles déontologiques qui encadrent l'équithérapie, plusieurs thèmes sont communs à la plupart des réseaux, comme la gestion des relations avec les patients (l'interdit d'avoir un proche en patient par exemple), la validité scientifique des méthodes employées (nécessitant l'appui d'un étayage explicite et démontrable), le respect de la cause animale (bien-être des chevaux et refus de leur instrumentalisation), ou encore les relations entre pairs (corporatisme au sein des réseaux et entre confrères). Mais certains réseaux vont aussi marquer leur identité avec des règles plus développées sur un thème ou un autre. Par exemple, au sein de son guide déontologique, l'HETI (qu'on pourrait considérer comme la fédération internationale de médiation équine) consacre un cahier spécial de 2 pages aux recommandations éthiques quant au bien-être des chevaux. La SFE aborde dans un chapitre entier les règles d'exercice professionnel pour les équithérapeutes intervenant dans un cadre de formation.

Reconnaissance de l'équithérapie

Si l'équithérapie n'est pas une pratique officielle, car elle n'est pas directement portée et régulée par l'État, l'État laisse pour autant beaucoup de liberté aux acteurs pour qu'ils s'organisent et se régulent directement : ce sont donc des initiatives privées, qu'elles soient individuelles ou collectives, qui structurent la filière. C'est pourquoi la question de la reconnaissance de l'équithérapie doit se poser non pas dans le simple terme d'officialité des pratiques, mais plutôt en termes de notoriété, de bien-fondé, de crédit accordé à sa valeur et à son intérêt.

La demande de reconnaissance est forte chez les professionnels : les réseaux sont souvent pris à partie pour que les praticiens soient « mieux reconnus », pour que quelque chose soit fait pour améliorer « la reconnaissance », sans toutefois que les attentes soient plus explicitement formulées. Parce qu'à travers cette demande globale de « reconnaissance » se cachent des espérances diverses, plus ou moins réalistes, et dont les conséquences sont assez souvent sous-estimées par ceux qui les portent. Parmi les attentes, on peut citer : avoir un titre protégé, obtenir un cadre légal, faire reconnaître les diplômes spécifiques, être remboursé par la sécurité sociale, être mieux connu du grand public et des médias, ou encore être validé par des travaux scientifiques. Revenons sur ces points.

Disposer d'un titre protégé permettrait de régler un des problèmes que connaît la filière, à savoir que tout le monde peut s'autoproclamer équithérapeute, ce qui occasionne une certaine confusion puisque l'éthique voudrait que seuls des professionnels spécifiquement qualifiés en équithérapie utilisent cette appellation, alors que dans les faits une bonne partie des praticiens se disant équithérapeutes n'est pas diplômé voire pas formé en équithérapie, n'est pas thérapeute ou n'est pas professionnel du cheval, voire n'est ni l'un ni l'autre. Si le titre était protégé par l'État, le législateur définirait des conditions nécessaires et suffisantes pour être autorisé à faire usage du titre d'équithérapeute, et, sous-entendu, on réglerait une bonne fois pour toutes le problème des usurpateurs qui concurrencent illégitimement les « vrais » équithérapeutes et qui attirent vers eux des publics fragiles sans pouvoir offrir de garanties sur la qualité des soins qu'ils prodiguent. La solution a de quoi séduire, d'autant qu'elle semble simple et radicalement efficace : il suffirait de convaincre la classe politique de créer une loi, que le Parlement la vote, et la question serait réglée. Toutefois comme toujours, les problèmes complexes n'ont pas de solution simple. L'expérience de la réglementation du titre de psychothérapeute nous en a appris quelque chose : une fois que le gouvernement ou les élus s'emparent d'une question, elle n'appartient plus vraiment aux publics concernés, et les décisions qui sont prises peuvent être défavorables et dévier de leur intention initiale. En réglant le problème des psychothérapeutes autoproclamés par la réglementation de l'usage du titre, le législateur a interdit aux psychothérapeutes issus de formations longues et spécifiques (qui étaient pour certaines des formations hautement qualitatives de 4 ans, impliquant plus d'un an de stage et des pratiques supervisées) d'obtenir le titre, et a accordé à tous les médecins généralistes et aux psychologues cliniciens de se dire psychothérapeutes, y compris s'ils n'ont reçu aucune formation théorique ou pratique en psychothérapie pendant leurs études. Les nouveaux psychothérapeutes sont donc des médecins ou des psychologues, ayant eu besoin, pour les moins chanceux, de suivre en complément une formation universitaire d'1 semestre et de faire un stage. Sous la pression des syndicats de médecins, des universités, des fédérations de psychologues et des associations de psychothérapeutes les plus soutenues, la notion de psychothérapie même a été dévoyée pour servir une certaine vision clinique de la psychothérapie et pour favoriser arbitrairement l'accès au titre à certaines catégories de professionnels. Ceux qui étaient anciennement les psychothérapeutes à protéger, qui exerçaient la psychothérapie telle qu'on l'entend noblement, se sont retrouvés dépossédés de leur champ professionnel, et bien qu'on leur ait accordé, au nom de leur expérience, le droit de continuer à porter le titre, une majorité d'entre eux a choisi de s'exonérer du contrôle de l'État simplement en devenant psycho-praticiens. Aujourd'hui, on trouve une psychothérapie régulée par l'État qui regroupe essentiellement des psychologues et des psychiatres qui disposaient déjà d'un titre protégé et ne tirent aucun avantage à faire valoir leur droit à utiliser en plus le titre de psychothérapeutes, et une psychothérapie libre de psycho-praticiens, régulée par les réseaux et fédérations comme avant la réglementation, et dans laquelle les problèmes d'usurpation et de qualification sont les mêmes qu'autrefois. Aussi, en demandant à réglementer l'accès au titre d'équithérapeute, les professionnels sont-ils prêts à ce que, demain, ils n'aient plus le droit de s'appeler équithérapeutes ? À ce que des fédérations de médecins, psychologues, et pourquoi pas de centres équestres viennent profiter de l'occasion pour essayer d'obtenir l'inclusion de leurs membres dans le nouveau dispositif ? Et sont-ils prêts à devoir s'inscrire sur des listes départementales et à se justifier auprès d'autorités de contrôle ? Sont-ils prêts à devoir suivre des formations ou stages sans lien avec leur métier pour avoir le droit d'utiliser le titre d'équithérapeute ? C'est un risque bien réel, qui vaut certainement la peine d'une réflexion concertée, en considérant que réglementer l'usage du titre ne ferait que transférer le problème sur un autre titre – si demain, la filière était envahie de thérapeutes en médiation équine ou de praticiens en équithérapie, parmi lesquels autant d'autoproclamés que de qualifiés, qu'aurait-on gagné d'autre qu'une technocratisation de l'obtention du titre d'équithérapeute ?

Concernant l'accès à un cadre légal, la volonté affichée par les équithérapeutes est avant tout une volonté de clarification des conditions d'exercice. Notamment, les équithérapeutes veulent se sentir en sécurité juridique en ayant la certitude que ce qu'ils font dans leurs séances ne pourra pas leur valoir d'ennuis comme des pénalités, amendes, ou condamnations. La crainte la plus souvent formulée est celle relative au Code du Sport, qui, pour faire, simple, réserve le droit d'enseigner l'équitation aux seuls moniteurs. La question s'est donc posée, après l'apparition de cette loi en 1984, afin de savoir si des thérapeutes avaient le droit de mettre des patients à cheval. Avec derrière cette question, apparemment anodine, un enjeu colossal : celle du contrôle de la filière. Car si la mise à cheval était réservée aux moniteurs BPJEPS, dans ce cas soit les équithérapeutes ne devraient proposer que du travail à pied à leurs patients et renoncer à les faire monter, soit les équithérapeutes devraient obtenir un monitorat et donc passer sous le contrôle des directions de la Jeunesse et des Sports – ce qui reviendrait à considérer que toute l'histoire de la création de l'équithérapie par sa séparation et son autonomisation vis-à-vis des tutelles sportives n'aurait servi à rien. Cette question, récurrente et qui alimente plus de trente ans de rumeurs et légendes urbaines, il faut aussi remarquer qu'elle est intimement liée à l'aura symbolique du cheval et au fait que l'inconscient collectif raccroche irrémédiablement le cheval à la monte, à l'équitation, et par conséquent aux fédérations et réglementations sportives. Si on prend l'exemple des médecins thermalistes, il ne viendrait à personne l'idée de les contraindre à devenir maîtres-nageurs ; si un psychomotricien voulait utiliser plus particulièrement des balles et ballons, personne ne l'intimerait de passer un BPJEPS en sports collectifs. Mais le cheval véhicule des symboles autres que l'eau et que les ballons : alors on lui associe l'effort, le risque, la monte, l'apprentissage, et certains y voient un pré carré de l'enseignement sportif. Revanche du monde équestre sur le monde du soin, la réglementation est de son côté : avec la peur de l'infraction au Code du Sport, il enjoint les thérapeutes à repasser dans son camp pour éviter les sanctions pénales prévues pour ceux qui enseignent l'équitation sans monitorat. Pour être tout à fait juste, il faut aussi reconnaître que cette même instrumentalisation de la peur face au Code du Sport est aussi un ressort largement employé en médiation équine par les réseaux et fédérations du côté du soin et de la relation d'aide : étant entendu qu'il y a peu d'informations claires et cohérentes disponibles facilement sur la question, connaître les règles exactes qui s'appliquent et se mettre sous la protection d'un groupement professionnel pour sécuriser son activité est un argument fort poussant les indécis à suivre une formation longue ou à adhérer à un réseau. Aussi, les organismes qui détiennent l'argumentation juridique contenant les règles et conditions précises d'après lesquelles des équithérapeutes peuvent légalement encadrer des activités à cheval détiennent aussi un pouvoir sur la filière : car ils sont en mesure d'inquiéter les praticiens autoproclamés et de pousser les porteurs de projet vers des formations longues. Pour autant, il suffit d'interroger les autorités chargées de contrôler l'application du Code du Sport, à savoir le Ministère des Sports et les Directions Régionales de la Jeunesse et des Sports, pour savoir que la question est tranchée nationalement et de façon cohérente de longue date : le Code du Sport n'interdit à personne de mettre qui que ce soit à cheval, il ne faut pas de monitorat si on n'enseigne pas l'équitation, et on commence à enseigner l'équitation lorsqu'on encadre à des publics au trot ou au galop, lorsqu'ils sont autonomes à cheval et donc non tenus, ou lorsque l'activité ne se déroule pas dans une aire d'évolution sécurisée. Aussi, en respectant ces quelques principes plutôt évidents et cohérents avec les compétences équestres dont peuvent attester tous les équithérapeutes, il n'y a aucun problème pénal à proposer des activités montées à des patients y compris sans BPJEPS. Ces règles, qui par ailleurs imposent malgré tout certaines limites, sont aussi une occasion pour les thérapeutes de réfléchir à leurs pratiques et à mieux cadrer les actions qu'ils proposent : pourquoi aurait-on besoin de mettre nos patients au trot ou au galop, de les laisser évoluer librement à cheval, ou de les envoyer se promener à cheval en forêt si ce qu'on cherche à faire est bien du soin ? Aussi, quelles évolutions réglementaires pourraient être pertinentes pour les équithérapeutes ? L'absence actuelle de règles spécifiques n'est-elle pas plutôt une chance favorisant la liberté, la créativité, et la diversité des pratiques ?

La reconnaissance des diplômes d'équithérapeute est une attente commune, en particulier des porteurs de projet et des stagiaires en cours de formation. Qui ont souvent l'idée intuitive que la reconnaissance des diplômes pourrait changer drastiquement les conditions ultérieures d'exercice. Aujourd'hui, les formations en équithérapie sont des formations continues, de droit privé, qui délivrent en leur nom des diplômes d'établissement. Dans le monde des diplômes privés, la concurrence peut être rude, toutefois le milieu trie : les formations et diplômes les plus pertinents, même s'ils ne sont pas nationaux ou officiels, sont toujours connus et reconnus par les pairs, au sein de la branche professionnelle. Dans le milieu de la médiation équine, les formations sont nombreuses toutefois les diplômes ne sont pas légion, et en particulier les diplômes à vocation professionnelle portés par des organismes dont la crédibilité est reconnue ; la branche professionnelle étant elle-même de dimensions humaines (environ un millier de praticiens en activité), les diplômes sérieux sont connus de toute la filière, et il n'est pas un employeur ou un organisme représentatif qui ne connaisse pas les formations et diplômes existants et leur valeur. Ce point doit remettre la question de l'officialisation des diplômes à sa juste place : l'enjeu n'est pas tellement de rendre davantage identifiables les diplômes, car ils sont déjà identifiés pour ceux qui en ont le plus besoin (les employeurs potentiels). Par ailleurs, pour les équithérapeutes indépendants, la question de la notoriété du diplôme a peu de sens, dans la mesure où leurs seuls interlocuteurs sont leurs patients et clients, qui ne sont que rarement informés de la valeur réelle des diverses formations et diplômes et ne font qu'exceptionnellement leur choix de thérapeute sur ce critère. L'enjeu de la certification professionnelle est donc plutôt à chercher du côté du sentiment de reconnaissance et de légitimité qu'elle apporterait, car elle impliquerait que le Ministère du Travail reconnaisse les compétences acquises par les équithérapeutes diplômés. Autre enjeu : cette démarche de certification impose aux organismes de formation d'avoir défini des référentiels de pratique qui constituent, pour les employeurs, des fiches de poste quasiment prêtes à l'emploi, et qui apportent aussi une reconnaissance du niveau d'études et donc d'autonomie professionnelle pouvant correspondre à un niveau de salaire conventionnel : aussi, la certification professionnelle peut impliquer une facilitation des embauches, voire une homogénéisation des conditions d'emploi – pourvu que les employeurs acceptent de se référer à ces repères. Aussi, on doit bien accepter que même l'obtention d'un diplôme d'équithérapeute enregistré au répertoire national de la certification professionnelle ne changerait probablement pas grand-chose, à court et moyen terme, aux conditions d'emploi des praticiens, mais il constituerait surtout une reconnaissance symbolique significative d'une évolution de l'époque. Plus pragmatiquement, cette certification aurait pour premier et principal effet de permettre de financer plus facilement les formations d'équithérapeute : ce qui est l'une des raisons poussant les organismes de formations à s'engager sur cette voie pourtant contraignante et coûteuse.

Être reconnu, pour certains ça implique que les actions d'équithérapie puissent être remboursées par la sécurité sociale, au même titre que les soins traditionnels, de façon à ce qu'elle ne représente pas une charge trop lourde pour les patients. Ce qui favoriserait une augmentation des demandes de prise en charge et développerait l'activité des confrères. L'idée à de quoi séduire, si on omet toutefois son côté utopiste quand on sait que les psychologues existent dans les universités publiques et hôpitaux depuis le XIXᵉ siècle, ont un titre et une formation réglementés depuis 1984, sont 75 000 en exercice en France, et ne sont toujours pas remboursés en dehors de rares cas expérimentaux. Il faudrait donc être ostensiblement optimiste pour considérer que la sécurité sociale, dans son état de déficit chronique actuel et sa politique de déremboursement progressif, pourrait se laisser convaincre de l'enjeu de se mettre à rembourser les activités cliniques de moins de 1000 professionnels peu organisés et aux profils divers. Pour autant, la sécurité sociale finance déjà indirectement de l'équithérapie, notamment à travers ses financements d'établissements en prix de journée, établissements qui pour nombre d'entre eux proposent des activités d'équithérapie, en interne ou en externe. Plus anecdotiquement, la sécurité sociale participe aussi, au cas par cas, à l'accès à l'équithérapie de certains publics en difficulté sociale, à travers son budget d'action sanitaire et sociale, qui bénéficie à certains patients pour des projets d'équithérapie ponctuels et ciblés. Plus habituellement, les publics reçus en équithérapie peuvent déjà bénéficier, pour beaucoup, d'aides publiques, en particulier à travers les allocations définies par les maisons départementales des personnes handicapées. En particulier, l'allocation d'éducation d'enfant handicapé est calculée, dans la plupart des départements et selon les situations familiales, pour couvrir tout ou partie des dépenses supportées par les familles pour des actions d'équithérapie ; la prestation de compensation du handicap peut également venir en aide aux patients de tout âge mettant en place un suivi en équithérapie à leur initiative. Enfin, on peut aussi noter que les complémentaires santé sont de plus en plus nombreuses à prévoir des enveloppes « soins alternatifs » ou « soins non conventionnels », qui peuvent permettre la prise en charge financière de quelques séances par an. Aussi, s'il reste encore beaucoup à faire ou imaginer pour faciliter l'accès financier à l'équithérapie, plusieurs dispositifs sont déjà efficaces, bien qu'ils soient moins simples et courants que le classique tiers payant ou remboursement sécurité sociale. Malheureusement, l'équithérapie aura toujours un coût, qu'il faut bien couvrir si les praticiens en font métier, que ce soit par des subventions ou financements publics, par des cotisations sociales, par des mécènes, ou plus directement par les demandeurs.

L'intérêt du public, que ce soit des bénéficiaires ou des médias, est un signe de reconnaissance que certains attendent. Et derrière ce souhait, se cachent l'information et la visibilité : les professionnels souhaitent être mieux identifiés, aimeraient que leurs activités soient banalisées et vues comme quelque chose de normal, qu'elles inspirent confiance sans qu'il y ait besoin de donner des explications ou de se justifier. Cet enjeu est au cœur de la notion de légitimité, et il traduit les peines que rencontrent les équithérapeutes dans leur quotidien : le fait de devoir expliquer son métier dès qu'ils en parlent, d'être souvent confondus avec des ostéopathes pour chevaux, de voir des moues dubitatives chez ceux qui ne comprennent pas comment on peut soigner avec des chevaux, d'avoir à sans cesse se justifier face aux financeurs, mais parfois aussi face à des décideurs, des chefs d'établissement, ou des collègues pour qui il reste un doute quant au fait que les équithérapeutes feraient vraiment quelque chose de sérieux et d'utile. Et pourtant, l'information et sa diffusion ont beaucoup changé ces quinze dernières années : de pratique d'initiés tenue discrètement dans les arcanes de fédérations intimistes, l'équithérapie s'est largement popularisée, exprimée, diffusée, newsletterisée, bloguée, youtubée, facebookisée, peoplisée. Elle est en bonne place sur Wikipédia, voit paraître plusieurs livres spécialisés par an ; on la trouve en sujet du journal de TF1, en prime time dans une émission de santé plébiscitée, en docu-reality sur NRJ12 ou en séquence clé du changement dans un reality-show aidant des restaurateurs en difficulté ; elle est en article de fond dans Le Monde et Le Figaro autant qu'en vignette découverte dans des magazines pour jeunes enfants et dans la presse people. On doit bien reconnaître que beaucoup a été fait, et on pourrait même dire que l'équithérapie s'est vulgarisée, au sens favorable du terme autant qu'au sens opportuniste avec les risques qu'il suppose. L'équithérapie peut-elle être encore plus connue qu'aujourd'hui ? Sans doute, oui. Peut-elle être mieux connue ? C'est là que se trouve l'enjeu. Deviendra-t-elle plus connue au point d'en devenir banale ? On peut en douter, sauf à omettre, par biais d'attribution, que l'équithérapie est une activité de niche elle-même logée dans la niche de la médiation équine, qu'elle fait partie de centaines voire de milliers d'approches thérapeutiques conventionnelles ou non, qu'elle ne concerne qu'environ 0,06 % de la population, et que le grand public a déjà bien du mal à cerner quels sont les métiers médico-sociaux classiques et leurs différences – qui, y compris chez les professionnels, pourrait déjà définir ce qu'est un moniteur-éducateur et comment le distinguer d'un éducateur technique spécialisé ? C'est pourquoi sur cet axe de la reconnaissance à travers la connaissance, il semble peu probable et peu réaliste d'espérer que l'équithérapie devienne à court ou moyen terme aussi connue que l'acupuncture ; l'enjeu est plutôt de donner à ceux qui en ont besoin (à savoir, en premier lieu les bénéficiaires potentiels, puis aux porteurs de projets et à nos partenaires notamment médico-sociaux et du monde équestre) les moyens de disposer facilement d'informations de qualité, fiables, et mises à jour. Les moyens numériques d'information et de réseautage social sont des bons outils, faciles à mettre en place, mais qui ne doivent pas remplacer les sensibilisations plus pragmatiques et traditionnelles touchant directement les publics-cible : présentations dans les formations médico-sociales, actions de diffusion dans les événements équestres, et communication auprès des associations de patients sont des axes prioritaires à poursuivre.

La validité scientifique de l'équithérapie, que beaucoup pensent encore en voie d'acquisition voire non initiée, fait partie des mythes relativement tenaces qui jonchent le domaine. Une des idées reçues étant qu'il n'y a pas ou seulement peu de travaux touchant à la médiation équine, que nous ne disposerions pas de preuves de son efficacité, et que c'est à cause de ce manque de fondement scientifique que nos pratiques souffriraient d'un manque de considération et de reconnaissance de la part des pouvoirs publics, ce qui amènerait notamment les agences nationales de santé et la sécurité sociale à déprécier nos activités et à ne pas s'y intéresser sérieusement. Il est un fait que l'équithérapie ne correspond pas à un champ de recherche dynamique et soutenu par des plans quinquennaux mobilisant la force publique autant que des soutiens privés susceptibles d'en tirer un profit ultérieur. Pourtant, ce sont près de 1000 articles sur le sujet qui sont référencés dans l'*Equine Assisted Intervention repository*, base de données internationale de la médiation équine. Sur ces 1000 travaux, près de 50 % sont des recherches validées par des pairs à travers des comités de lecture. Une écrasante majorité de travaux conclut à des effets favorables de toutes les formes de médiation équine au bénéfice de publics les plus variés, et ce à travers le monde entier. Bien entendu, les travaux sont de diverses portées, et utilisent des méthodologies hétérogènes. Il s'agit essentiellement de recherches cliniques, c'est-à-dire de travaux qui sont menés sur des patients suivis réellement en équithérapie, sans manipulation expérimentale de leurs conditions de suivi, et dont l'évolution est mesurée soit par des mesures type avant/après, soit par comparaison avec un groupe témoin. Certaines études portent sur un nombre de séances réduit (4 à 6), d'autres sont longitudinales sur plusieurs années, chacune permettant de mettre en avant des effets à court terme et à long terme. Une des difficultés rencontrées par la recherche en médiation équine, à l'échelle mondiale, est qu'elle manque de leviers de financement, en particulier pour mener les études les plus appréciées des décideurs publics parce que celles qui apportent le plus fort niveau de preuve : les études randomisées portant sur de larges populations. Ces recherches impliquent de rassembler au minimum 200 patients potentiels au profil comparable, de les répartir au hasard dans des groupes (par exemple, un groupe correspondant à un suivi en équithérapie, et l'autre correspondant à l'absence de suivi ou à un suivi autre), et à les soumettre exactement aux mêmes évaluations, afin de pouvoir conclure avec une certitude statistique idéale que les différences mesurées sont bien l'effet de la prise en charge en équithérapie et non d'autre chose. Et évidemment, mettre en œuvre un tel dispositif n'est pas à la portée d'un simple praticien : il réclame une équipe de chercheurs, et des moyens financiers importants pour recruter les sujets, réaliser les évaluations et les procédures statistiques, et bien sûr financer les suivis expérimentaux testés avant de rassembler les données en articles et les faire publier dans des revues sérieuses à comité de lecture rigoureux. Aucun laboratoire de recherche français n'étant spécialisé en équithérapie, seuls quelques laboratoires de psychologie, médecine, ou d'agronomie liés au monde du cheval produisent, très ponctuellement, des articles dans ce domaine, et rarement avec de gros moyens. La mutualisation de moyens pour financer et mener une recherche ambitieuse sur le sujet pourrait toutefois être une piste d'avenir afin de solidifier encore plus l'état de l'art. Il faut toutefois noter le paradoxe dans lequel la recherche fait chuter les cliniciens : à l'heure actuelle, forts de plus de cinquante ans d'expérience clinique, tous les praticiens sont absolument convaincus de la pertinence de leurs actions pour une très large majorité de leurs patients ; les patients et leurs familles sont parmi les premiers à relever les effets favorables qu'ils constatent ; les praticiens sont nombreux à utiliser des outils d'évaluation pour objectiver leurs résultats, qu'ils partagent aux échelons nationaux ou internationaux au sein de colloques, congrès, ou de publications diverses à caractère scientifique ou éducatif. Mais, pour des besoins méthodologiques de randomisation, on demande à la filière de produire des travaux non pas sur la base des patients qui sont réellement suivis, mais sur la base de patients qui ne choisiraient pas de venir en équithérapie : et là se trouve tout le paradoxe éthique qui piège la recherche, car pour suivre cette méthodologie, les thérapeutes devraient arrêter de soigner leurs patients pour soigner des patients désignés aléatoirement, tout en renonçant explicitement à soigner d'autres patients qui en auraient potentiellement besoin. Peut-on priver quelqu'un de soin au bénéfice d'un autre uniquement pour prouver que le soin soigne ? Est-ce un coût raisonnable pour produire des données dans le but de démontrer des réalités qui sont déjà connues depuis cinquante ans ? Les enjeux de la recherche par validation de preuves sont souvent contradictoires avec les enjeux cliniques qui sont la raison d'exister des praticiens. On peut aussi noter que les réalités de la recherche en sciences humaines, et en santé mentale en particulier, sont souvent mal considérées par les autorités ou par certains partenaires, en particulier liés à l'univers de la médecine allopathique classique et à son industrie pharmaceutique. On peut citer l'exemple, certes grotesque mais néanmoins significatif des représentations accompagnant le scientisme populaire, de réaction de fonctionnaires médicaux remettant en cause la validité scientifique de l'équithérapie en argumentant que cette pratique ne serait jamais acceptée tant que nous ne serions pas en mesure de présenter des études randomisées contre groupe témoin menées en double aveugle. On peut comprendre que la méthodologie du double aveugle soit pertinente pour démontrer l'effet d'une molécule nouvelle : cette méthode consiste, pour éviter les biais et neutraliser l'effet placebo, à ce que ni le patient, ni le soignant ne soient informés de si le médicament donné et pris est le médicament expérimental ou le placebo. Mais comment expliquer aux organismes chargés de valider les traitements médicaux et d'éditer des recommandations pour les politiques publiques de santé qu'il est rigoureusement impossible qu'un patient et qu'un équithérapeute ignorent s'ils sont en séance d'équithérapie avec un cheval au milieu d'un manège, ou simplement en train de discuter dans un bureau ?

Des chevaux en thérapie : enjeux

et méthodes

Le symbolisme du cheval comme porte d'entrée inconsciente vers l'équithérapie

L'aura des chevaux hante l'humanité. Si l'homme ne doit probablement pas sa vie et sa survie aux chevaux, la civilisation humaine en revanche a été largement influencée, soutenue, facilitée grâce à la place qu'elle a accordée aux chevaux. Les groupes humains qui, les premiers, ont réussi à domestiquer le cheval, à le dresser, puis à l'équiper vont détenir un avantage militaire et administratif important sur les autres. Leurs chars peuvent envoyer des lanciers et des archers rapidement au milieu des troupes adverses. Les troupes à cheval peuvent se déplacer et manœuvrer aisément pour surprendre l'ennemi. Les espions et éclaireurs montés peuvent en peu de temps couvrir une région plus importante et rapporter des informations stratégiques. En temps de paix, un seigneur disposant de chevaux peut projeter ses administrateurs, communiquer rapidement avec eux dans une zone plus étendue, et contrôler efficacement un vaste territoire.

La révolution technologique que représente l'avènement de l'équitation a bouleversé le cours de l'Histoire et modifié radicalement le rapport de l'Homme avec le temps et la distance. Les peuples qui développent un art équestre gagnent en puissance et finissent par s'imposer : dès le IIe millénaire avant Jésus-Christ, les Hittites ont institutionnalisé la culture du cheval sans doute héritée des peuples des steppes : leur charrerie efficace en fait un peuple de guerriers redoutables, et participera à l'export de leur culture à Babylone et dans toute la Mésopotamie. Parmi leurs contemporains partageant leurs traditions équestres, les Hyksos, venus du Moyen-Orient, vont introduire le cheval dans la civilisation égyptienne et étendre leur influence jusqu'à fonder, au milieu du IIe millénaire avant notre ère, deux dynasties de Pharaons. Grâce à la progression de leurs techniques hippiques, Grecs puis Romains régneront, notamment grâce aux chevaux, sur toute la Méditerranée. Perfectionnant l'art équestre et améliorant notablement l'élevage, les califats islamiques diffuseront durablement et largement la culture hippique dans tout l'empire arabo-musulman, des portes de l'Inde jusqu'au Sud de la France. Noble animal au Moyen-Orient et en Europe, le cheval ne l'est pas moins pour les grandes civilisations d'Asie orientale : venu des steppes par les peuples Mongols et leurs célèbres destriers capables de parcourir 100 kilomètres par jour, le cheval va permettre le parcours aussi bien que le contrôle des routes de la soie, sera une clé de l'administration du vaste Empire du Milieu grâce à l'invention du relais de poste, et favorisera le développement économique et le rayonnement culturel de la Chine, qui l'élèvera parmi les 12 animaux mythiques de son panthéon astral. Le Japon accordera aussi, bien que plus tardivement, une place de choix à la culture équestre : mais à la différence des autres civilisations, le cheval y est la monture d'une élite guerrière composée essentiellement d'archers, particulièrement redoutables avec leurs armes de jet projetées instantanément au milieu des troupes ennemies sur des destriers véloces intouchables. Il sera aussi un animal sacré, élevé dans les temples shinto pour y être vénéré en tant qu'incarnation de la nature, mais aussi pour son pouvoir de recevoir la confession des pèlerins.

Aussi étroitement associé au destin de l'Humanité, et aussi admiré qu'il semble l'avoir été avant même sa domestication, le cheval a laissé sa trace dans toute la pensée humaine. Quelque part, chacun de nous est aujourd'hui légataire de la place bien réelle que le cheval a occupée dans les vies de ses aïeux : mais cette présence, si elle a perdu largement de sa quotidienneté et de sa nécessité depuis l'ère industrielle, s'est imprimée dans toute l'humanité. Quelque chose du cheval vit en chacun de nous : et nous en portons tous les stigmates sensibles, que ce soit dans nos rêves, dans notre fascination, dans nos peurs et bien sûr dans notre langage. Notre culture est imprégnée de chevaux : ils ont inspiré tous les arts, porté les plus grands souverains, servi les dogmes et les rites de la plupart des religions. De tous les animaux, c'est sans doute celui qui est le plus ancré symboliquement.

Toutefois, contrairement à la plupart des autres animaux, sa symbolique est à la fois riche et ambivalente.

Étroitement lié à la mort en tant que passeur d'âmes immémorial, il est un compagnon des trépassés, parfois sacrifié pour eux, parfois enterré avec eux, parfois seul animal autorisé à les conduire jusque dans les cimetières. Compagnon bienveillant des défunts, il peut aussi représenter directement la mort et l'effroi qui l'accompagne. Les cavaliers bibliques de l'Apocalypse incarnent les plaies de l'humaine condition, condamnée à la mort et à la souffrance par la guerre, la maladie, la faim. Le folklore médiéval de la mesnie Hellequin, ou armée furieuse, transmet la légende d'une armée de morts, sous forme de chevaux ou de cavaliers, qui visitent de nuit les villages et terrorisent les habitants qui meurent à leur tour quelques semaines plus tard. À l'opposé de ces rôles maléfiques, la licorne est quant à elle associée à la protection, la purification, et la guérison.

Liés à l'eau, dont le tumulte et les caprices sont peut-être évoqués par la fougue et le caractère changeant qu'on leur prête, les chevaux servent Poséidon en Grèce antique, font jaillir des sources en frappant le sol dans la mythologie classique, ou sont invoqués pour faire tomber ou cesser la pluie dans les rites shinto du Japon médiéval : ils sont une bonne représentation de la fluidité, de l'insaisissabilité, du changement, de l'imprévisibilité. Ils n'en sont pas moins solaires en tirant le char d'Hélios, ou encore dans l'Ancien Testament lorsque des chevaux de feu emportent le prophète Élie jusqu'au ciel : leur charisme et l'aura qui les entoure semblent les rapprocher de l'astre du jour. Mais ils sont encore aériens : les chevaux ailés peuplent bien des mythes anciens, de Pégase en Grèce à Chollima en Corée, en passant par le Buraq coranique chargé de transporter le Prophète ; ils peuvent porter le tonnerre et l'orage évoqués par le bruit de leurs pas : leur vélocité, leur capacité à passer d'un lieu à l'autre les associent à l'air et au ciel. Indéniablement, la littérature, les mythes et les représentations picturales ne limitent pas le cheval à un seul et unique élément : il peut se faire l'écho de chacun d'eux, et de tous à la fois.

Animal de l'amour, animal des instincts, le cheval est aussi très chargé par ses connotations érotiques : animal phallique, indomptable, impétueux, il est un représentant parfait du désir et de la pulsion sexuelle. Ses formes rondes, sa beauté, sa grâce appellent au plaisir charnel dans ses dimensions féminines, quand son empressement et sa force brutale difficilement contrôlable inspirent des représentations viriles bestiales. L'étalon reproducteur est devenu référence de conformité au modèle ; mais il n'est pas toujours facile de savoir de qui ou quoi on parle exactement à propos d'un étalon récemment chevauché. Les mouvements de bassin du cavalier et la position même à califourchon rappellent en les mimant les choses de l'amour, et ce n'est pas sans raison que, craignant que les jeunes filles ne soient déflorées ou corrompues par le garrot du cheval, il n'a longtemps été convenable que de les autoriser à monter en amazone. On pourrait encore citer la légendaire tendance au viol des centaures de la mythologie grecque, et l'étymologie du mot « cauchemar » qui fait référence au fait de se faire piétiner ou oppresser physiquement par une jument.

Associés à la guerre, les chevaux le sont aussi à la victoire et au triomphe, et avec eux à la notion de gloire, d'autorité, de souveraineté. Les civilisations ayant élevé des chevaux ont élevé avec elles des élites cavalières : les chevaliers. Indissociables de l'honneur, de l'ordre, de l'obéissance et de la bravoure, ils incarnent des seigneurs légitimes dont la valeur est attestée par leur proximité des chevaux. Plus qu'aucun autre animal, le cheval est celui qui valorise le mieux ceux qui le côtoient dans l'art pictural et dans la sculpture : politiquement très forte, l'image du cheval assoit le pouvoir des souverains, marque l'héroïsme des chefs de guerre, ancrent la victoire des peuples. Outil de communication efficace, le cheval va servir l'image glorieuse et noble dans toutes les cultures et civilisations. Peu de rois, empereurs, tsars, califes, consuls n'ont pas eu recours aux chevaux pour se représenter en poterie, monnaie, tableaux ou sculptures. Nos villes sont encore peuplées de monuments équestres à foison rendant un hommage éternel à la grandeur des figures du passé.

Le cheval est également vu comme une force indomptable : il évoque la liberté, l'instinct de vie, mais pas vraiment de qualité morale ou intellectuelle. Il représente parfaitement la nature dans sa sauvagerie et sa déraison : la figure picturale du cheval libre, semblant déborder d'énergie et de désir de fuite, tenu en main, parfois par 2 doigts pinçant sa lèvre, par un homme à l'apparence calme et sûre, est un sujet récurrent de peinture évoquant de manière saisissante l'homme qui domine ses instincts, la supériorité de la culture sur la nature, la force contenue par l'expérience. Dans bien d'autres cas, ce sont les chevaux qui traduisent par leur expression corporelle l'état d'âme indicible de leur cavalier apparemment imperturbable, comme dans la fresque de la Bataille du Pont Milvius de Raphaël où l'empereur Maxence, vaincu et impassible, perd la vie sur son cheval terrifié et furieux.

Plusieurs ouvrages ne suffiraient pas à aborder toute la richesse, la subtilité et l'ambiguïté des symboles rattachés au cheval. Loin d'être une simple donnée culturelle informative, cette symbolique est un élément central dans le développement de l'équithérapie. Déjà parce que c'est elle qui a conduit les thérapeutes à s'orienter vers l'équithérapie : tous les équithérapeutes portent une histoire personnelle qui les rattache au cheval, histoire nourrie de la même fascination que celle ayant probablement inspiré les premiers hommes à le peindre, à en faire un totem magique, à l'intégrer dans les récits, et finalement à l'apprivoiser pour en faire un compagnon de destinée. Le cheval est présent en thérapie en premier lieu parce qu'il est présent dans l'imaginaire des thérapeutes, parce qu'il remplit une fonction sémantique en portant des significations pouvant faire écho à leurs propres désirs, rêves, ou fantasmes, parce qu'il est un symbole fort et charismatique qui va, eux aussi, les mener vers le succès, vers la passion, vers l'accomplissement de soi, vers l'élégance et la beauté, vers la liberté et l'idée d'une vie meilleure. Ce n'est pas pour rien que les équithérapeutes ont choisi le cheval pour exercer leur art, et d'autant moins quand on adopte un point de vue assez factuel qui rappelle que l'équithérapie est généralement une approche de soin complémentaire, que les mêmes thérapeutes auraient probablement pu exercer auprès du même public et avec les mêmes ambitions sans pour autant avoir nécessairement besoin de recourir au cheval, et encore moins quand on se met à l'écoute des histoires de vie de bien des équithérapeutes qui ont été, eux-mêmes, portés, supportés ou changés par leur rencontre avec des chevaux marquants à des étapes cruciales de leurs parcours.

Rien d'étonnant non plus à ce que cette symbolique soit aussi, dans bien des cas, à l'origine des demandes de suivi en équithérapie. Le cheval qui soigne : c'est l'archétype préhistorique de la guérison par l'offrande et le sacrifice. Le cheval-miroir qu'on voit dans la presse, c'est le cheval de l'empereur Maxence, c'est l'image de l'émotion indicible qui pourrait être percée et révélée comme par magie par l'animal et permettre d'économiser des années de thérapie. Mis à cheval, pris en photo et montré, l'enfant handicapé, marqué physiquement par l'infirmité, force l'admiration et le respect telle la statue équestre d'un monarque entrant triomphalement dans une ville conquise : l'image symbolique répare un peu de l'injustice vécue par les familles frappées par la perte de l'enfant idéal. Côtoyer les chevaux, c'est se faire héritier des traditions séculaires de l'élite cavalière, c'est s'anoblir, c'est prouver sa valeur, c'est s'attirer des regards positifs : il y aura toujours quelque chose de ces représentations inconscientes dans les demandes que les équithérapeutes reçoivent de tous les publics. Mais ces représentations, nourries de symboles, de non-dits, de culture, ont quelque chose de fantasmatique qui ne pourra jamais rencontrer le réel, sinon dans le fracas de la déception. Aussi magiques soient les guérisons symboliques opérées par les licornes ou par les chamans récupérant à cheval les âmes égarées dans le monde des esprits, il ne s'agit que de guérisons symboliques : les chevaux réels ne changent pas les poisons en eau, et n'ont aucun pouvoir guérissant la schizophrénie ni l'autisme.

Ces symboles vont donc alimenter le matériel clinique utilisé par les équithérapeutes : issus de l'inconscient collectif, ils nourrissent les représentations et fantasmes des patients. Leur ambivalence apporte l'occasion d'évoquer des thèmes très riches et pouvant faire écho à des situations de vie diverses : un jour, à la seule vue d'un groupe de poneys en liberté, ces symboles permettent à une adolescente d'aborder elle-même des questions délicates liées à la sexualité et à la séduction ; à un adulte souffrant d'addiction, c'est la question de la limite dans le soin et l'attention qui va émerger spontanément d'une scène banale où un cheval est nourri, faisant écho à ses difficultés à gérer les doses et à s'arrêter à temps ; à une jeune enfant commençant tardivement à parler, c'est la jubilation liée à la découverte de l'autorité que lui conféraient les mots adressés à son poney qui a été source de motivation et de satisfaction face aux efforts qu'elle accomplissait. La fierté, qu'on devine dans les sourires si fréquents des patients en séance, n'est jamais très étrangère aux représentations sociales de valeur et de dignité associées aux gens de chevaux. Est-ce à dire que, en équithérapie, les soins ont une dimension symbolique ? C'est sans doute un peu le cas : la force de l'aura du cheval résidant aussi dans sa capacité à ramener nos patients vers la culture des hommes, à faire d'eux par là même des membres à part entière de l'humanité, à les aider à s'embourber, à notre instar, dans les méandres des significations ambiguës et obscures que les chevaux véhiculent et réveillent dans nos inconscients partagés.

Quand l'éthologie croise le destin de la médiation équine

Discipline à la frontière entre la psychologie et la biologie, l'éthologie étudie les comportements produits par les espèces en les reliant à leurs fonctions organiques. Elle concerne les espèces animales autant que l'humain, et privilégie une méthodologie de l'observation, qu'elle a poussé au plus haut niveau en développant des protocoles précis. Souvent décrite comme une science réservée à la description des comportements dans leur milieu naturel, l'éthologie s'intéresse pourtant aux comportements pris dans n'importe quel contexte, que le milieu soit le milieu naturel de l'espèce, un milieu de vie habituel contrôlé par l'homme, ou encore un milieu expérimental artificiel.

Un intérêt partagé avec l'équithérapie

Cette discipline a intéressé très tôt les thérapeutes avec le cheval, car elle a permis, à partir des années 70, de modifier drastiquement la vision des relations homme-animal, et en particulier de reconsidérer les chevaux en tant qu'espèce au même titre que l'homme, et non plus uniquement comme animal de rente soumis à la domination humaine. Quelque part, l'éthologie équine a, sinon initié, du moins accompagné le rapprochement affectif entre le cheval et l'Homme, en autorisant de s'intéresser aux chevaux non plus seulement en tant qu'animaux-objets à dresser dans l'intérêt des cavaliers et de la traction, mais aussi en tant que sujets ayant leurs propres besoins physiques, psychologiques et sociaux et dont il reste encore beaucoup à apprendre tant la diversité et la subtilité de leurs comportements nous étaient peu connus. L'éthologie équine a, en quelque sorte, permis aux chevaux de s'exprimer en se faisant l'interprète de leur comportement et en en pointant la richesse.

La collusion entre l'éthologie et la thérapie avec le cheval s'établit aussi parce que, au final, elles ont un adversaire commun : le monde de l'équitation classique. Parce que pour les éthologistes, à l'évidence, les conditions de détention, de travail et d'éducation des chevaux dans beaucoup des structures équestres de l'époque sont terriblement irrespectueuses des besoins naturels des chevaux, qui sont par ailleurs très mal connus ou pris en considération par les professionnels équestres. Et parce que pour les thérapeutes avec le cheval, le monde de l'enseignement équestre classique ne voit le cheval qu'à travers la monte et se prive de la richesse d'une relation interspécifique moins contrainte et plus accueillante de la nature des équidés. Aussi, éthologie et médiation équine partagent une ouverture subjectivante vers les chevaux, et leur rencontre est certainement une clé permettant de comprendre comment on est passé de la rééducation *par* l'équitation à la thérapie *avec* le cheval.

Les méthodes de l'éthologie : une science de l'observation

L'éthologie fonde son *corpus* sur une méthodologie de l'observation, dans le but de recueillir des données qualitatives et/ou quantitatives sur les comportements.

On doit donc bien comprendre que l'éthologie n'a pas vocation à essayer de corriger les problèmes des chevaux ou à aider les cavaliers en difficulté (ce qui serait plutôt le travail de comportementalistes équins), mais elle est une discipline scientifique qui étudie les comportements – même si ses découvertes et travaux peuvent avoir des applications pratiques en termes d'éducation et de techniques d'élevage par exemple. L'objet de l'éthologie équine n'est pas d'étudier un cheval en particulier, mais bien le cheval en tant qu'espèce. Ainsi, la notion d'*équitation éthologique* est une aberration sémantique, qui signe plutôt l'utilisation de connaissances dans une application commerciale, en jouant sur l'amalgame avec une discipline scientifique dans l'air du temps ; l'équitation ne peut pas, par nature, être éthologique, de même que la natation ne peut pas être éthologique (même si elle peut s'inspirer des mouvements des animaux marins), ou que le cyclisme ne peut pas être newtonien (même s'il peut utiliser les théories de la mécanique de Newton pour concevoir des vélos plus performants). Redisons-le : l'objet de l'éthologie est d'observer et d'analyser les comportements pour produire des lois et des modèles théoriques, mais ce n'est pas d'intervenir pour que les chevaux soient heureux ou bien traités.

Un des outils fondamentaux en est l'éthogramme : le registre des comportements, qui référence tous les comportements observables chez une espèce, et éventuellement les classe ou organise afin de les regrouper par thèmes ou fonctions. Par exemple, on peut observer chez le cheval différents comportements de déplacement comme le pas, le trot, le galop, l'amble, avec des variantes comme le galop à 4 temps et le tölt. Chacun de ces comportements peut faire l'objet d'une description précise, parfaitement neutre et objective : n'importe quel observateur entraîné peut reconnaître un comportement de trot, et sa subjectivité, le contexte ou son intention n'ont aucune influence sur le fait observé.

Un éthogramme est propre à une espèce : il y a bien sûr des comportements communs à plusieurs espèces, mais chaque espèce ne peut produire qu'un nombre défini de comportements : les chevaux ne montent pas aux arbres et ne creusent pas de terriers. L'éthogramme représente donc un champ des possibles observables, qui permet notamment aux chercheurs d'être parfaitement cohérents les uns avec les autres lorsqu'ils évoquent des comportements : un cheval qui fouaille de la queue est un cheval qui fouaille de la queue, et l'intention qu'on lui prête de chasser des mouches ou de menacer un congénère est une interprétation discutable liée au contexte dans lequel le fouaillement apparaît. Aussi, ce n'est qu'en étudiant les contextes dans lesquels les comportements surviennent qu'il devient possible de les comprendre, de les interpréter, ou de les prévoir, grâce à la répétition d'observations. On va ainsi pouvoir catégoriser les comportements observables en diverses fonctions ou finalités : comportements sociaux, comportements alimentaires, comportements de reproduction, de déplacement, de repos, de toilettage, d'exploration... Ainsi, selon le contexte qui est étudié, on peut prévoir quels comportements seront observables et mettre en place des grilles d'observation ou des stratégies de dénombrement plus précises : par exemple, dans le cas d'un cheval isolé au repos, la mesure de l'angle articulaire entre la tête et l'encolure, ou l'occurrence des relâchements de lèvre inférieure dans une période donnée.

Concernant les méthodes d'observation à proprement parler, 3 grands types de protocoles peuvent être utilisés :

- l'observation *ad libitum* : sur l'ensemble de la période observée, tous les comportements sont notés ou pris en compte ; l'observateur mène une observation continue, et pourra, par exemple, compter combien de temps un comportement est produit dans la période, combien de fois un comportement est produit dans la période, ou encore quelle variété de comportement est produite pendant la période.

- l'observation par séquençage : dans ce cas, la période observée est découpée en séquences plus brèves de quelques secondes à quelques minutes, qui seront les seules concernées par les observations ; ce protocole de recueil de données permet à l'observateur de se concentrer davantage sur certains comportements, et de pouvoir observer de façon plus précise au cours de l'expérience en évitant de devoir à la fois observer et noter en permanence, en se basant sur l'idée que la multiplication des observations sur plusieurs séquences leur permettra de rester, par moyennage, significatives des faits observés.

- l'observation au top : l'expérimentateur choisit de ne noter ses observations que sur des moments figés, les « tops », qui ont lieu à intervalles réguliers fixés à l'avance ; par exemple, la position des oreilles est notée toutes les 90 secondes, ce qui permettra, toujours sur un principe de moyennage, de rendre compte de la fréquence d'un comportement et d'opérer des comparaisons d'une condition expérimentale à une autre.

Les observations vont ainsi pouvoir être menées en direct, pendant que les comportements se produisent : dans lequel cas, les observateurs doivent disposer des outils de recueil, notamment de leurs grilles, et il y a peu de droit à l'erreur puisque si un comportement n'a pas été vu, il est manqué à tout jamais. C'est pourquoi les observations en direct sont souvent menées en parallèle par plusieurs expérimentateurs, afin d'éviter les pertes de données, de multiplier les angles de vue, et d'avoir une possibilité de contrôle et de correction des relevés. L'autre possibilité est de travailler sur des enregistrements vidéo, ce qui a l'avantage de permettre que les observations soient menées en l'absence de l'Homme (les caméras sont fixées ou camouflées et n'interfèrent pas avec les situations) et celui d'autoriser une analyse ultérieure plus précise en autorisant des retours en arrière et un travail image par image.

De même, les observations peuvent être participantes (les observateurs font pleinement partie de la situation qu'ils observent, par exemple ce sont eux qui manipulent les chevaux ou leur présentent des objets), neutre (les observateurs font partie du décor, mais n'interviennent pas dans la situation observée) ou non-participantes (les observateurs sont cachés, et la situation se déroule de la façon la plus spontanée possible, sans intervention de l'Homme).

Enfin, suivant les buts assignés, les observations peuvent se dérouler dans des situations variables : si initialement, l'éthologie se disait restreinte à l'observation des comportements dans leur milieu naturel, c'est aujourd'hui devenu le champ de l'écologie comportementale. Notamment parce que, pour de nombreuses espèces, la notion de « milieu naturel » est largement discutable. Les chevaux sont-ils dans leur milieu naturel lorsqu'ils sont montés harnachés au milieu d'un manège ? Non, car l'environnement a été construit par l'Homme, mais oui parce que c'est leur environnement de vie habituel. Aussi, l'éthologie ne se limite plus à rechercher des espèces sauvages ou à replacer des espèces domestiques hors captivité. Les observations peuvent concerner aussi bien des comportements les plus spontanés possibles, dans des contextes de liberté maximale (la distance journalière parcourue par un mustang libre par exemple), que des comportements induits dans des contextes expérimentaux totalement contrôlés (comme le temps mis par un cheval de CSO pour franchir une bâche séparant un couloir en 2 après l'émission d'un bip sonore).

Vers une meilleure connaissance du cheval

L'éthologie équine a permis de mieux identifier la richesse des attitudes des chevaux, ce qui a largement contribué à changer notre regard sur leurs expressions, et sur l'influence des conditions de détention que l'homme leur impose sur leur comportement. La psychologie des chevaux est devenue plus précise, grâce notamment à l'apport de l'éthologie cognitive.

Nous avons appris beaucoup sur le monde sensoriel du cheval, et notamment sur ses capacités et limites en termes de perception de son environnement : loin d'être l'animal hypersensible décrit intuitivement, on s'aperçoit plutôt de son style de sensibilité, par exemple aux mouvements plutôt qu'aux détails visuels, et à la direction plutôt qu'à la distance. Ses capacités d'apprentissage sont aujourd'hui mieux connues, et dépassent la simple idée qu'il faudrait privilégier un travail quotidien, répétitif, sans contrainte et dans le calme : on sait maintenant que l'efficacité des méthodes d'apprentissage dépendent du tempérament de chaque cheval, et notamment que certains apprennent beaucoup mieux et plus vite dans un contexte stressant, ou que des séances d'apprentissage plus courtes, plus espacées et entrecoupées de plusieurs jours de repos peuvent être aussi efficaces qu'un planning quotidien et intensif.

Nous comprenons mieux aussi les compétences sociales des chevaux, notamment depuis l'étude des groupes familiaux qui se forment spontanément dans les troupeaux vivant en semi-liberté : la structure des systèmes familiaux, les types d'échanges et interactions entre chevaux, les notions de priorité et de rôle au sein d'un groupe ont largement remis en question l'idée ancienne de l'immense horde sauvage gouvernée par un individu unique régnant, secondé par des lieutenants, sur une société pyramidale ressemblant à s'y méprendre au modèle sociétal humain.

L'ensemble de ces connaissances relativement nouvelles a aussi permis aux éthologistes d'émettre des recommandations pratiques, notamment en ce qui concerne les conditions d'élevage, de détention et de travail des chevaux. A la lumière de ces nouveaux savoirs, il devient évident que certains aspects du fonctionnement des structures équestres se révèlent inadaptés à ce qui est décrit comme des besoins naturels des chevaux. La grégarité semble indiquer un besoin fondamental en relations sociales, et remet en question les situations dans lesquelles, par exemple, un cheval vit seul et isolé en pâture. Sa propension à se nourrir en petites quantités pendant les deux tiers de son temps de vie semble indiquer qu'imposer à un cheval de s'alimenter chaque jour en trois brefs repas de céréales hypercaloriques revient à lui imposer de s'alimenter sur le modèle humain et pourrait être la cause de perturbations comportementales s'apparentant à de l'ennui ou du désœuvrement, et de perturbations physiologiques du fait, notamment, que son système digestif ne semble pas si bien adapté au fonctionnement intensif et intermittent qu'impose une alimentation rationnée en repas.

Quelque part, les applications de l'éthologie équine viennent rappeler au bon sens paysan, celui du terroir, qui semble parfois avoir été oublié depuis l'urbanisation de la population, la technocratisation de l'élevage, et la marchandisation de l'accès aux chevaux. Il semble que l'homme moderne ait eu besoin de faits scientifiquement démontrés pour retrouver l'intelligence de la terre et de la main, sagesse populaire que le monde rural détenait avant l'industrialisation.

Moraliser la relation au cheval : les limites aux bonnes intentions

Les limites du bien-être

Mais ces découvertes, attractives par les conclusions et applications qu'elles peuvent impliquer, se font aussi au prix de diffusions parfois réductrices, simplificatrices ou biaisées des théories. Si les travaux scientifiques sont rarement spectaculaires et souvent réservés sur leur application directe, ceux qui les véhiculent et diffusent sont trop souvent portés vers des raccourcis favorisant des messages sensationnels ou clivants susceptibles d'alimenter des conflits et enjeux politiques, en particulier dans les domaines de l'élevage, de la promotion de la bientraitance, de la place de l'animal dans la société, de la santé ou des débats sur le spécisme. Les travaux scientifiques se retrouvent instrumentalisés dans des accusations moralisatrices, initialement réservées aux affrontements entre les spécistes et les animalistes, et qui s'invitent aujourd'hui de plus en plus couramment dans les relations interprofessionnelles et même dans les relations entre les particuliers.

La société impose le bien-être comme norme aux humains. Mais elle l'impose aussi comme norme dans les devoirs de l'homme envers les animaux. C'est une injonction qui s'adresse à tous les professionnels du cheval, et à tous les propriétaires ou usagers de chevaux : il faut respecter les chevaux et leur nature. Injonction que chacun adresse librement, et à toute occasion, aux autres – sans jamais se l'adresser à soi-même. Il en va du bien être équin comme du bon sens pour Descartes : c'est la chose la mieux partagée dans le monde hippique. Aucun cavalier, aucun dirigeant de club équestre, aucun propriétaire, aucun équithérapeute ne pourra concevoir autrement sa relation au cheval que bien traitante et respectueuse. Personne ne s'affligera lui-même de maltraiter ses chevaux, de leur offrir des conditions de vie indignes, ou de ne pas respecter leurs besoins fondamentaux.

Aussi, les problèmes sont toujours chez les autres, et l'éthologie est une arme lourde pour frapper ses adversaires : ceux qui mettent des chevaux en stalle, ceux qui laissent les chevaux en box, ceux qui empêchent les chevaux de s'alimenter 16h par jour, ceux qui privent leurs chevaux de contacts sociaux, ceux qui ne les laissent pas manger de l'herbe, qui utilisent le renforcement négatif, qui les parent et les ferrent, qui les contraignent à travailler, qui leur laissent moins d'1 hectare d'habitat, qui les couvrent et les tondent en hiver... Au point qu'on pourrait croire que les deux derniers millénaires de développement des pratiques d'élevage avaient pour objectif d'augmenter la souffrance des chevaux pour les rendre inaptes au travail du fait des troubles du comportement qu'ils leur ont causé, et de les faire mourir le plus tôt possible de stress, de dépression et de coliques. Il y a, à n'en pas douter, un moyen terme quelque part qui permettrait des relations plus justes avec nos compagnons de toujours : l'idéalisme est un excès parmi d'autres. L'injonction ultime à relâcher nos chevaux dans la nature et à les entretenir pour le plaisir et sans aucune contrepartie ne règle aucunement leurs conditions d'existence, ni l'utilité sociale qui légitime la relation si spéciale que l'homme entretient avec le genre équin.

Le cheval, cette proie...

Certaines idées communes, héritées de l'éthologie – mais pas toujours des travaux récents – mériteraient davantage de réflexion.

Celle du cheval-proie est un modèle de pensée commun, qui orne la communication de bien des praticiens en médiation équine. Jusqu'à certains qui copient la formule anglaise de *pray animal* sur des sites américains, et la traduisent littéralement, dans un non-sens le plus total, en l'idée que « le cheval est un animal de proie ». Ce raccourci de pensée établit un parallèle entre le supposé comportement des chevaux sauvages à qui on attribue la peur et la fuite comme uniques moyens de survie, et les comportements de peur et de fuite qu'on observe chez nos chevaux domestiques en situation de travail. L'explication simplifiante étant que : comme le cheval est une proie à l'état naturel, face à la menace ou au danger, il doit sa survie à la fuite. De même, les chevaux fuiraient ou chercheraient à échapper à l'homme, à l'exercice attendu, ou à la situation qu'on leur propose parce qu'ils se sentiraient, du fait de leurs sens très développés, en danger d'être attaqués, capturés et dévorés. Et il faut reconnaître que ce parallèle serait séduisant s'il était fondé sur un raisonnement cohérent : car il nous amènerait à résoudre les problèmes d'éducation ou d'imprévisibilité des attitudes de nos chevaux par la seule sécurité.

L'autre effet assez insidieux de ce raccourci du cheval-proie, c'est qu'il moralise la relation homme-cheval, en insinuant que les hommes qui ont des problèmes avec leurs chevaux se comportent comme des prédateurs – et il est bien normal que les Caïn soient montrés du doigt et que l'œil de la culpabilité les poursuive jusque dans la tombe. Le problème de cette approche culpabilisante du cheval-proie, c'est qu'elle est fondée sur une analogie simpliste et séduisante, mais pas sur des faits. En effet, toutes les espèces animales sont des proies potentielles, les guépards autant que les corbeaux et les chevaux : ce n'est pas le fait d'être éventuellement une proie qui explique tous les comportements de vigilance ou de fuite, ni des chevaux, ni des autres espèces. Sinon, pourquoi les vaches et les ânes auraient des comportements aussi radicalement différents face au stress ? Être une proie n'est pas une caractéristique fixe d'une espèce : c'est, au plus, un statut temporaire et bref de certains individus. Par ailleurs, si les chevaux domestiques étaient des proies, quels seraient leurs prédateurs ? Il n'y a plus que l'Homme qui tue les chevaux, et ce n'est pas la capacité de fuite des chevaux qui leur permet d'y survivre ; aucun des chevaux domestiques que nous connaissons aujourd'hui ne devra sa survie à son aptitude à fuir un prédateur, aussi la question de la prédation n'est pas valable pour l'espèce que nous connaissons et qui doit, au contraire et formellement, sa survie à sa capacité à rester captif de l'Homme. Il serait donc plus pertinent de ne pas chercher à résumer les comportements des chevaux à des explications fondées sur la simpliste prédation : on expliquerait mieux leurs attitudes en se basant sur la représentation nuancée du mammifère des steppes, social, herbivore et mono-ongulé, ce qui indique des caractéristiques quant à leur système perceptif qui capte facilement les mouvements et sons distants, à leurs dispositions pour la course, et à leur grégarité.

Le cheval-miroir... aux alouettes !

Décrypter les messages envoyés par les chevaux et clarifier les messages que nous leur transmettons : voilà de quoi résumer l'intérêt de l'équithérapie pour l'éthologie. En utilisant les données et *corpus* issus des travaux scientifiques, les équithérapeutes espèrent pouvoir améliorer leur communication avec les chevaux, mieux les comprendre et être mieux compris, dans une recherche d'interaction dialoguée et plus seulement unidirectionnelle. L'intuition étant, pour paraphraser Hélène Roche, que les chevaux peuvent nous parler pour peu qu'on les écoute.

De cette noble intention dérive un concept très largement véhiculé par toutes les thérapies à médiation équine : celui de *cheval-miroir*. Phénomène qui est censé se traduire par le fait que les chevaux auraient la capacité de refléter, à travers leurs comportements, les émotions, sentiments ou intentions des humains interagissant avec eux. Cette idée se trouve confortée par les nombreuses expériences que tout homme de cheval pourrait relater, au cours desquels ils ont vu, en liberté ou sous leur selle, des chevaux subitement changer d'attitude, ou se trouver dans des dispositions inhabituelles alors qu'eux-mêmes pouvaient éprouver une émotion intime ou se trouver dans un état d'humeur particulier.

Phénomène que notent aussi tous les équithérapeutes, depuis leur formation jusque dans le cours de leurs consultations. Relevant des moments où notre hésitation dans une demande adressée à un cheval nous a conduits à l'échec. Où une anxiété cachée s'est traduite par une surprenante réaction de fuite d'un cheval. Où un cheval habituellement vif et inquiet s'est retrouvé calme et détendu en présence d'un patient noyé d'un chagrin non dit. Où un cheval proche de l'homme se tient soigneusement à l'écart d'un patient a l'agressivité camouflée par des traitements pharmacologiques. Ces expériences, nous les avons tous vécues, et elles représentent des moments de grâce en thérapie, qui peuvent être aussi bien des moments de révélation que des moments d'intense questionnement : les chevaux révèlent quelque chose de tacite, sans dire exactement quoi, et sans donner d'indication forcément claire ou explicite. Leur comportement vient là souligner une discordance dont nous n'avions peut-être pas conscience : l'alignement entre ce qui est dit, ce qui est montré, et ce qui est vécu n'est pas exact, quelque chose cloche. Ce qui peut représenter un indice particulièrement pertinent pour le thérapeute dans la conduite de la séance ou de la thérapie : peut-être est-ce une occasion pour aborder la question avec le patient, peut-être est-ce une bonne manière de l'aider à réfléchir sur lui-même en s'appuyant plutôt sur le comportement du cheval que sur des questions directes tournées vers lui, peut-être est-ce simplement une notification importante que les chevaux envoient aux thérapeutes, les incitant à initier une réflexion sur la situation et ce qui s'y joue. Car il faut bien reconnaître que, parfois, les attitudes des chevaux peuvent être particulièrement explicites et faciles à relier avec les interactions du moment présent : un cheval particulièrement excité fait écho à un patient hyperactif qui peine à se concentrer ou à se calmer, ou un cheval particulièrement apathique ou mou venant se synchroniser sur l'état psychique d'un patient déprimé ou fatigué. Mais dans bien des situations, ces attitudes équines semblent relever du hasard ou rester particulièrement mystérieuses, et chercher à leur donner une signification relèverait davantage d'une propension à l'apophénie que d'une donnée scientifique explicable ou même d'une interprétation conjecturale.

La notion de cheval-miroir, si charmante, tellement forte pour communiquer sur l'équithérapie auprès des médias, mérite donc d'être prise avec précautions et humilité : l'éthologie rappelle qu'elle ne s'intéresse qu'aux comportements, mais qu'elle ne se veut pas être une clé des songes capable de percer chaque mouvement, d'en donner un sens absolu ou secret, ni d'en révéler les intentions. L'anthropomorphisme, notre propension à couvrir les comportements animaux par des significations sociales humaines, guette pour tous ceux qui se prêtent à l'interprétation des attitudes équines. Les chevaux ne communiquent pas leurs intentions, et nous ne pouvons que leur prêter les nôtres. Nous devons donc reconnaître, humblement, que si les chevaux manifestent une sensibilité au contexte émotionnel, et que s'il semble évident qu'ils aient des capacités d'imitation inter-spécifiques, ils sont bien loin d'être des miroirs : ce que nous voyons en eux, c'est le miroir que nous nous tendons à nous-mêmes, et s'y reflète ce que nous sommes disposés à y voir. Le cheval est un miroir trompeur et déformant, et peut-être même sans tain : les thérapeutes pensent parfois y voir, à travers le cheval, le for intérieur de leurs patients, mais il est difficile d'établir une vérité dont les chevaux détiendraient la clé et qu'ils nous transmettraient, nue et vierge, libre de toute interprétation. Les thérapeutes voient dans les chevaux ce qu'ils y projettent, au même titre que les patients. Ce miroir qu'on tend aux patients pour qu'ils apprennent à mieux s'y connaître, n'est pas fidèle : c'est plutôt un tableau déjà esquissé par le thérapeute, dans lequel il met aussi beaucoup de lui. C'est d'ailleurs ça, le sens de la médiation.

Pour soutenir cette idée, un passionnant travail de recherche mené par Tiphaine Delarue a soumis à une vingtaine d'équithérapeutes la vidéo d'une séance au cours de laquelle une patiente est en interaction, au sol, avec un cheval en liberté. Le cheval, d'abord calme et proche de la patiente, s'éloigne ensuite et tandis qu'il se met à ruer et à partir au galop, manifestement excité, pendant de longues minutes tout autour du manège, la patiente s'assoit sur un cube et adopte une mimique fermée. Après avoir visionné la séquence, les équithérapeutes sont ensuite questionnés sur le sens qu'ils donnent à l'attitude du cheval pendant la séance, et ce qu'ils peuvent en conclure par rapport à l'état psychique de la patiente concernée. Les interprétations des professionnels sont multiples et très peu concordantes : il y a quasiment autant de versions de l'histoire qu'il y a d'équithérapeutes, certains y voyant une scène de découragement de la patiente, d'autres de désintérêt, d'autres une situation où elle camoufle son sentiment d'insécurité ou de perte de contrôle, et il y a encore bien d'autres hypothèses autant émotionnelles que cliniques dans lesquelles les thérapeutes cherchent à proposer des idées de ce que la patiente pourrait ressentir ou vivre intimement et qui serait reflété par l'attitude du cheval à ce moment. La patiente, parfaitement verbale et ayant de longue date accepté ses difficultés, confiera de son côté qu'elle a vécu un moment particulièrement agréable où, après un salut amical au cheval, elle s'était convaincue qu'elle pouvait rester en lien avec lui alors qu'il vivait sa vie de son côté, et, ayant fait spontanément le parallèle avec sa situation personnelle de mère âgée dont les enfants volaient de leurs propres ailes, étant soulagée d'avoir accepté cette idée, elle avait pu s'autoriser à se détendre en s'asseyant tout en profitant du spectacle du cheval libre. Aucun des équithérapeutes interrogés, y compris sa thérapeute présente le jour en question, n'avait eu, à travers la lecture du cheval, une représentation juste ou même approchante du vécu de la patiente. Cette expérience met en lumière les dangers de la notion, un peu trop dévoyée, de cheval-miroir : si le cheval est un miroir, il ne reflète, et qu'imparfaitement, que celui qui s'y regarde, et il ne semble pas possible d'y voir clairement quelqu'un d'autre que soi-même.

Le mythe du bon cheval sauvage

Un biais de pensée consiste à résumer le bien-être du cheval à des conditions de vie qui seraient celles qu'il aurait dans un état prétendu naturel. Cette idée est alimentée par les travaux en éthologie qui s'intéressent aux comportements de groupes de chevaux vivant en liberté sur des territoires vastes, comme les chevaux de Przewalski réintroduits en Lozère, qui constituent des groupes familiaux largement étudiés car modélisés comme étant dans les conditions de vie les plus originelles possibles. L'argument avancé étant que les chevaux libres auraient toutes les conditions nécessaires à leur bien-être, comme en témoigneraient les études menées sur les chevaux « sauvages », et que par conséquent, les conditions de vie qu'on impose à nos chevaux d'écurie sont nécessairement maltraitantes car privatives de liberté et frustrantes. Pour résumer ces arguments par un exemple : comme on sait qu'un cheval en liberté mange 16 h par jour, mettre un cheval dans un box sur copeaux et le nourrir en trois repas de granulés qui ne vont l'occuper que 3×10 minutes dans sa journée va nécessairement perturber ses rythmes naturels et être source de pathologies ou de stress. En grossissant le trait, les partisans de cet argument du bon cheval sauvage enjoignent tous les propriétaires de chevaux à les envoyer au pré et à ne surtout plus s'en occuper, car ça serait une façon de garantir leur bien-être autant que de moraliser nos relations inter-spécifiques.

Cet argument se fonde toutefois sur une idéalisation des conditions de vie des chevaux féraux, qui, dans les faits, n'ont pas grand-chose d'enviables : hors intervention humaine, l'espérance de vie d'un cheval en liberté est de 4 ans et demi pour les mâles, et de 6 ans pour les juments, et ces chevaux libres sont souvent dans des états de maigreur avancée du fait du parasitisme et du surpâturage, et souffrant de pathologies et de séquelles nombreuses qui rappellent que notre *equus caballus* n'est plus tout à fait une espèce rustique. Ces quelques faits doivent rappeler qu'il n'y a pas vraiment de comparaison possible entre un prétendu cheval sauvage et les chevaux que nous connaissons : l'espèce qui peuple nos écuries est une espèce de chevaux qui n'existe plus à l'état naturel, espèce entièrement domestiquée, sélectionnée et améliorée volontairement pendant 4500 ans pour développer sa capacité à s'adapter à la captivité et aux tâches données par l'Homme. Il n'y a plus aujourd'hui de cheval sauvage, et seulement quelques groupes de chevaux féraux – des chevaux domestiques retournés à l'état de liberté, comme les mustangs, et qui doivent par ailleurs leur survie aux régulations opérées par l'homme. Les derniers chevaux proches de l'état sauvage encore en vie sont les chevaux de Przewalski, espèce cousine de celle de nos chevaux domestiques, férale depuis plus de 5000 ans, et qui de même doivent leur existence à l'intervention humaine qui, dans les faits, contrôle leur territoire, limite leurs déplacements au sein de parcs, et participe, pour des raisons éthiques et pour assurer leur survie, à leur santé, à leur alimentation, et à leur reproduction.

Par ailleurs, le mythe du bon cheval sauvage fait l'économie d'une réflexion plus individualisée sur la notion d'adaptation : il omet que, globalement, toutes les espèces cherchent à s'adapter à leur milieu ce qui fait que, tout en reconnaissant que les chevaux ont davantage de liberté pour exprimer la diversité de leur éthogramme lorsqu'ils vivent en troupeau et en extérieur, on peut aussi estimer que les chevaux ont, jusqu'à maintenant, plutôt bien survécu en vivant en boxes et avec une alimentation artificielle. Pour remettre l'église au milieu du village, on pourrait éviter une réflexion globale trop généralisante en observant aussi que nombre de chevaux s'adaptent très bien à une vie domestique qui ne répond pas à tous les critères idéaux que peuvent décrire des travaux théoriques, de la même façon que beaucoup d'humains semblent s'être accommodés sans en souffrir d'une vie dans des mégalopoles bruyantes, polluées, chères, forçant à la promiscuité dans des appartements minuscules et obligeant à de longs trajets quotidiens pénibles. Peu d'humains ayant grandi en ville supporteraient, par ailleurs, de vivre en ermites dans des cavernes sans le confort moderne. Et si tout le monde ne s'adapte pas facilement à la vie dans un appartement parisien étroit, tout le monde ne s'adapte pas non plus à une vie dans une grande maison isolée au milieu des bois. Certes, les chevaux, eux, n'ont pas le choix de leurs conditions de détention, toutefois nous sommes dans l'erreur si nous en restons à opposer nature et culture, en restant bloqués sur l'idée qu'il ne serait pas possible de dépasser un prétendu état naturel idéal par l'intermédiaire de l'éducation et de l'expérience. Nous sommes aussi capables d'ajuster les conditions de détention des chevaux au cas par cas, et de reconnaître qu'il y a, comme pour nous tous, des individus qui s'accommodent plus ou moins bien des conditions dont ils peuvent bénéficier, étant entendu qu'il n'est dans l'intérêt ni des propriétaires, ni des chevaux, à ce qu'ils soient maintenus dans des conditions imposant un niveau de mal être inacceptable. La question ne devrait donc pas tant être celle de mettre tous les chevaux au pré – il ne resterait qu'à fermer tous les centres équestres urbains – que celle de réussir à faire les compromis permettant d'adapter les conditions de vie pour qu'elles prennent en compte les besoins individuels que chaque cheval est en mesure d'exprimer si on y prête suffisamment attention.

Alors, quelle place accorder au cheval d'équithérapie ?

Ainsi, appliquer à nos chevaux domestiques peuplant nos écuries urbaines des descriptions et comportements observés sur une autre espèce vivant en quasi-liberté reviendrait à essayer de comprendre l'urbanisme du grand Paris en se basant sur les coutumes des aborigènes australiens rapportées au moment de la colonisation de l'île au XVIIIᵉ siècle. L'application systématique des découvertes de l'éthologie équine à nos écuries n'a pas de sens en dehors d'une réflexion éthique et mesurée, qui doit rappeler que l'éthique concerne les règles qu'un individu s'impose à lui-même dans ses relations avec autrui, et qu'aller vers une amélioration de nos pratiques en corrigeant ce qu'on peut aujourd'hui concevoir comme des erreurs du passé n'a rien à voir avec une démarche idéaliste ou absolutiste qui chercherait à appliquer au pied de la lettre et sans discernement les résultats de chaque nouvelle étude menée sur les chevaux. Peut-être avons-nous à faire un *mea culpa* pour des pratiques d'élevage, de détention, d'éducation ou de manipulation des chevaux qui n'ont pas été respectueuses ou qui nous ont parues pertinentes dans une visée à court terme. Mais nous sommes aussi héritiers d'une longue histoire d'élevage de chevaux, qui a cumulé plus de 2 500 ans d'expériences et qui, on peut s'en convaincre, a été dans le sens du progrès, faute de quoi nos chevaux si peu utiles à notre société actuelle ne seraient probablement plus présents.

Nous n'avons probablement pas de fautes lourdes à expier, et c'est plutôt l'évolution de notre vision de la place des chevaux dans nos vies et, tout particulièrement pour les médiateurs équins, dans nos vies professionnelles, qui semble être devenue inconfortable. Car nos chevaux restent dans un entre-deux : à moitié des animaux familiers avec lesquels nous partageons un attachement individuel, des sentiments, et une proximité quotidienne, et à moitié des animaux de rente auxquels s'imposent les contraintes de la vie professionnelle, une obligation de rentabilité, et la soumission à nos directives. Notre inconfort s'explique aussi parce que nous sommes également tiraillés entre 2 injonctions paradoxales : celle de laisser les chevaux en paix, et celle de les faire travailler pour nous.

Par ailleurs, plusieurs visions de la place du cheval cohabitent dans la maison de la médiation équine.

Il y a celle du cheval outil. Celle-là voit le cheval d'après ses fonctions, et d'après les actions qu'il permet au thérapeute de réaliser. Cette vision est la plus spéciste, et est plutôt dépréciée car elle conçoit le cheval comme soumis dans une approche objectale et utilitaire. Elle voit les choses d'un point de vue pratique : travailler avec des chevaux représente une contrainte qui doit être contrebalancée par des bénéfices qu'ils apportent. Cette vision est toutefois parfaitement pragmatique : elle conçoit le cheval d'après les opportunités qu'il offre, et c'est d'ailleurs, sans dire, la vision qui est systématiquement employée par les équithérapeutes lorsqu'ils communiquent sur les raisons de choisir l'équithérapie. Et ces raisons sont nombreuses : les chevaux communiquent sur un mode non-verbal, ils sont doux et chauds et peuvent évoquer des objets investis de phénomènes transitionnels, leur pas rythmé berce et apaise, ils sont source de stimulations multi-sensorielles, ils sont peu intrusifs tout en étant sociaux, ils ont un caractère, etc. Ils sont donc très utiles pour des thérapeutes ! Grâce aux chevaux, ils vont pouvoir aider leurs patients à ressentir des rythmes, à communiquer sans mots, à s'affirmer ou à se canaliser pour être compris, et ainsi de suite. Les chevaux sont donc bien un outil employé par les thérapeutes. Ils sont d'ailleurs choisis pour ces qualités : on choisira tel poney parce qu'il est plus rond, ou plus têtu, ou plus interactif, et que ça correspond à l'expérience que l'équithérapeute pense utile pour bénéficier à un patient. D'ailleurs, on aura aussi choisi l'équithérapie parce qu'on imagine qu'il sera plus facile d'avoir l'attention ou l'intérêt d'un patient grâce avec un cheval plutôt qu'avec une trompette ou un exercice papier-crayon. Cette vision du cheval outil ou du cheval instrument souffre toutefois de ne pas inclure les apports individuels de chaque équidé : ses réactions propres, ses envies, ses humeurs, ses variations, et tous les messages qu'il envoie.

Vient alors la vision du cheval thérapeute. Qui considère que le cheval fait partie intégrante du cadre thérapeutique, et qu'à ce titre sa place est équivalente à celle de l'équithérapeute. C'est la vision la plus animaliste, qui donne le plus d'importance aux chevaux, vus essentiellement d'après leur individualité, comme des sujets, égaux de l'Homme, à qui on doit le plus et qui méritent le plus d'égards. Ceux qui ont la chance d'avoir rencontré certains chevaux particulièrement sensibles, et qui semblent avoir un talent pour aller vers les patients, interagir avec eux, et leur permettre de vivre des expériences bouleversantes ou étonnantes qu'aucun thérapeute n'aurait pu raisonnablement prévoir ou espérer, sont les plus fervents partisans de cette vision. Ces cas de chevaux exceptionnellement doués pour entrer en interaction avec l'homme, qui semblent comprendre ce qui se passe et quoi faire pour créer du lien ou faire quelque chose de bon pour l'homme, nous ne pouvons toutefois pas nous leurrer : même s'ils sont télégéniques, même s'ils peuvent faire l'objet de mille publications touchantes, ils sont anecdotiques et ne courent pas les écuries. Certains diront même qu'ils sont dressés à avoir des comportements qui plaisent à ceux qui les observent, comme des acteurs qui sauraient attendrir les spectateurs, tels des Mesmer ou des mentalistes spécialistes de la lecture à froid. Il y a en effet de quoi être troublé par cette idée qu'un cheval pourrait avoir un réel talent susceptible de soulager les humains. Sans aller jusqu'aux chevaux de spectacle, on peut toutefois reconnaître que la finesse de beaucoup de chevaux utilisés en équithérapie est un bien précieux : leurs attitudes, leurs changements d'attitudes, leur façon de se comporter singulière suivant les personnes avec lesquels ils interagissent, ont quelque chose de fascinant qui n'est pas sans rappeler les capacités d'adaptation, de reformulation et de relation attendues chez tout thérapeute. Pour autant, et contrairement aux thérapeutes, les chevaux n'ont pas de responsabilités dans le choix du cadre, la définition des objectifs thérapeutiques, leur évaluation, ni même dans l'organisation des contenus des séances ; ils ne peuvent pas à eux-seuls être conçus comme thérapeutes – ce qui indiquerait d'une part qu'il n'y a pas besoin d'équithérapeute pour pratiquer l'équithérapie, et d'autre part qu'il suffirait d'être en contact avec le bon cheval pour être soigné ou pour guérir. Cette objection invite donc beaucoup de confrères à considérer davantage leurs chevaux comme des co-thérapeutes, membres de l'équipe, mais pas à égalité avec le thérapeute.

Quelque part entre ces 2 points de vue, la vision intermédiaire du cheval collaborateur. Elle établit un parallèle entre la relation équithérapeute – cheval et la relation employeur – salarié, qu'il faut saisir non pas comme une vision autoritaire ou syndicale de lutte pour faire respecter des droits, mais plutôt comme celle d'un contrat de partenariat accordant à chacun des droits et des devoirs. Elle donne aux chevaux le devoir d'intervenir pour des missions définies, ils auront donc vocation à réaliser différents types d'activités suivant leurs talents individuels et selon leurs limites. Elle autorise les équithérapeutes à leur donner des directives et à organiser leur cadre de travail. Mais elle oblige aussi, dans l'intérêt de l'activité, à de bonnes relations, qui peuvent être amiables ou plus formelles suivant les affinités. Cette vision donne aussi à l'équithérapeute, en contrepartie du travail que ses chevaux réalisent pour lui, des obligations contractuelles qu'on pourrait calquer sur le droit du travail :

- un salaire : garantie d'être pendant toute sa carrière dans des conditions de vie décentes, c'est-à-dire notamment de bénéficier d'un lieu de vie salubre et d'une alimentation adaptée ;

- la sécurité : ne pas être exposé sans y être préparé à des dangers dans le cadre de ses missions, aussi bien sur le plan physique que psychologique ;

- des temps de repos : ce qui suppose un emploi du temps raisonnable et adapté à chaque cheval suivant son âge, son état, son caractère, mais aussi des périodes de récupération avec des jours de repos et des périodes non travaillées ;

- une adaptation du poste de travail : ce qui peut correspondre à une recherche d'ergonomie des sites, et au fait que chaque cheval reçoit des missions et un cadre de travail compatibles avec ses capacités physiques, psychologiques, relationnelles ;

- une assurance santé : la garantie d'être correctement soigné en cas de besoin, et de ne pas travailler si l'état de santé ne le permet pas ;

- une formation continue : continuer à apprendre et progresser, dans des disciplines variées ou adaptées, tout au long de sa carrière ;

- une assurance vieillesse : la garantie de pouvoir bénéficier d'une retraite et de finir sa vie dignement et sans souffrance inutile.

Choisir un cheval d'équithérapie : une question de critères ?

Le problème du choix du cheval d'équithérapie intéresse en premier plan tous les porteurs de projets, futurs équithérapeutes et futurs praticiens en médiation équine. Ils y voient, et à juste titre, un enjeu crucial duquel dépend une grande partie de la réussite de leur projet. Certains souhaitent travailler avec l'un ou l'autre de leurs chevaux actuels, et aimeraient savoir s'ils sont adaptés ou non pour devenirs des chevaux d'équithérapie, et quoi leur faire faire pour les préparer à cette carrière. Certains ont déjà une idée très précise du type de chevaux avec lesquels ils souhaitent exercer : ils y a les admirateurs d'une race en particulier (les frisons, les pur-sang arabes, les franche-montagne…), ceux qui ne jurent que par une morphologie (les poneys de selle, les lourds…), ceux qui se centrent sur les robes (et qui ont des écuries remplies de chevaux alezans ou de chevaux à tâches) ou encore ceux qui privilégient un caractère (les gentils, les calmes, les joueurs…).

Toutefois, si la question de quel cheval est une question légitime, elle élude trop largement la question de la finalité. Quel cheval, oui, mais surtout quel cheval pour quel travail avec quel public ?

Existe-t-il une race ou un type de chevaux plus doué que les autres pour devenir chevaux d'équithérapie ? Il serait très risqué de répondre affirmativement, la notion de « bon cheval » étant très largement subjective et circonstancielle. Un cheval en particulier ou un type de chevaux peut se révéler particulièrement pertinent et adapté dans une situation particulière (par exemple pour du travail corporel monté avec un public adulte polyhandicapé, peu mobile et peu rassuré) mais être totalement inapproprié dans une autre (par exemple pour un travail de communication à distance en liberté au bénéfice d'un groupe d'enfants agités avec des troubles du comportement). Dans une situation, la régularité, le calme, la faible sensibilité, et la morphologie porteuse seront des qualités essentielles au succès du projet. Dans le second, disposer de quelques poneys légers au caractère plutôt dominant sans pour autant être agressifs, ayant du répondant, dynamiques et un peu turbulents seront sans aucun doute beaucoup plus adaptés pour aider les patients à agir en coordination, dans le calme, et en régulant leurs émotions autant dans le succès que dans l'échec.

Pour autant, il y a évidemment des qualités manifestes et des défauts rédhibitoires pour les chevaux susceptibles de servir en équithérapie. Certaines attitudes seront toujours appréciables, et d'autres seront toujours problématiques – même s'il faudrait aussi probablement nuancer ces idées, étant entendu que tout dépend aussi de ce qu'on attend des chevaux en séance. Toutefois, dès lors que les équithérapeutes mettent leurs patients au contact des chevaux, les questions de responsabilité, notamment vis-à-vis de la sécurité, sont en jeu. Il est toujours bon de rappeler que, quelle que soit son éducation et quelle que soit l'expérience du professionnel, il y a un risque inhérent au fait de côtoyer des chevaux, et que s'il n'est pas possible de supprimer ces risques, il est en revanche de la responsabilité des thérapeutes, jusque devant les tribunaux, de les réduire et contrôler. Un cheval peut toujours mordre, bousculer, botter, ruer, s'échapper, sauter, faire tomber, ou écraser un pied, notamment ; mais ne pas prendre en compte ces risques, ne pas les mesurer, les prévenir, et faire en sorte de les réduire au minimum nécessaire par rapport aux bénéfices attendus : cela relèverait d'une faute professionnelle par négligence, dont le praticien porte seul l'entière responsabilité. Aussi, la question de la sécurité n'est ni optionnelle, ni seule affaire de règles ou habitudes. Par ailleurs, connaître les chevaux en général n'est pas une garantie de sécurité si le thérapeute ne connaît pas ses chevaux de thérapie, et surtout s'il ne peut pas anticiper les risques particuliers qui vont correspondre à la rencontre entre le public avec lequel il travaille et ses chevaux. Un gentil cheval de club n'est pas nécessairement un cheval d'équithérapie sûr. Le plus petit shetland qui sort en reprise tous les jours peut causer des accidents gravissimes en séance pour des raisons prévisibles – manque de désensibilisation à un matériel, inhabitude à travailler seul, intolérance aux caractéristiques d'un public en particulier, douleurs, *etc.* Les règles de sécurité vis-à-vis des chevaux en équithérapie, et notamment quant au choix des chevaux, ne sont pas les règles usuelles que les cavaliers apprennent dans leur parcours sportif. Ces règles ne sont pas forcément intuitives ou de bon sens, et elles peuvent souffrir d'exceptions ou de cas particuliers suivant des circonstances exceptionnelles : ces règles sont constitutives de la culture professionnelle propre à l'équithérapie, ne peuvent pas se résumer à quelques exemples ou recommandations théoriques, et font plutôt l'objet d'une transmission par l'expérience et par référence à des modèles et situations capitalisées. Il ne s'agit pas tant d'énoncer confortablement qu'il faut éliminer les chevaux mordeurs ou agressifs, que de réfléchir sur les conséquences de ces comportements pour la sécurité du public accueilli. Il ne s'agit pas tant d'enjoindre les praticiens à désensibiliser leurs chevaux aux cris et aux gestes brusques que de rappeler que chaque cheval a besoin d'une formation et de compétences identifiables, qui peuvent être ou non indispensables pour lui permettre de travailler avec un public particulier et dans un cadre donné.

Parce qu'en soi, un vieux cheval boiteux ou un poulain non débourré et agressif pourraient parfaitement faire l'affaire à un équithérapeute qui aurait dans l'idée de proposer, à un groupe d'adolescents en rupture par exemple, un atelier d'observation des interactions de ces chevaux, mis au pré ou laissés en liberté en manège pendant que les participants sont à l'extérieur. Un poney peu porteur pourrait parfaitement convenir à un public vieillissant à qui l'équithérapeute proposera un parcours autour de la mémoire avec le poney tenu en main sur sol dur, ou guidé en longues rênes par exemple. Un jeune cheval délicat pourrait tout à fait convenir à un adulte ayant un passé de cavalier et venu reprendre confiance en lui en équithérapie. Un poney mordeur, après avoir montré des signes d'agacement, quand il est touché trop brusquement ou malmené pourrait être un parfait choix pour

travailler avec un jeune sur la question des limites et
des règles – à condition que l'équithérapeute soit
prêt à intervenir. La balance bénéfice/risque est au
cœur du choix. L'éthique impose des
recommandations en termes de santé, de sécurité, et
de rationalité, mais elles ne peuvent s'appliquer
aveuglément et systématiquement, en dehors d'une
réflexion circonstanciée.

Quel cheval, alors ?

Le bon cheval, c'est finalement celui qui convient.
Derrière la lapalissade se cache une nécessité tacite :
celle d'avoir au préalable défini les finalités de
l'emploi d'un cheval en général, et de ce cheval en
particulier. Rien ne serait pire que de ne pas choisir
le cheval, comme dans le cas des praticiens qui se
voient confier, de force et sans discussion possible, le
fait de travailler avec tel cheval à telle heure – peu
importe avec quel patient, par exemple car ils ont
accès à un trop petit cheptel ou parce que le choix
s'est réduit du fait de l'indisponibilité des chevaux
qui convenaient le mieux. Rien de plus questionnant
que les professionnels qui ont décidé, sans débat,
que telle race était la plus adaptée pour
l'équithérapie. Rien de plus risqué pour un
équithérapeute que de prendre en séance le cheval
qui lui plaît à lui plutôt que le cheval qui
conviendrait à son patient pour cette séance. Le
cheval qui convient, ce n'est donc pas le cheval
idéal : il n'existe probablement pas, aucun cheval ne
pouvant être suffisamment parfait et polyvalent pour
pouvoir convenir à tout patient, toute activité, et tout
thérapeute – pas plus qu'il n'existe de thérapeute
idéal qui pourrait être spécialiste de tous les publics,

toutes les techniques, et toutes les approches thérapeutiques. Mais encore une fois, c'est davantage le contexte qui fait qu'un comportement ou une caractéristique sera une qualité plutôt qu'un défaut. Inversement, tous les chevaux pourraient sans doute servir en équithérapie, mais pas pour tout le monde, et pas avec n'importe qui. Choisir un cheval n'est jamais anodin ni neutre : c'est une décision qui engage l'équithérapeute personnellement ; ses choix et ses façons de choisir – ou de ne pas choisir lui-même – en disent long sur son identité, sur sa relation aux chevaux, et sur sa conception de son cadre de travail. Le choix du cheval a quelque chose d'altruiste – dans la mesure où il est toujours choisi pour l'intérêt d'un patient – et se nourrit de la délicate ambivalence entre d'une part des motifs rationnels et explicites grâce auxquels l'équithérapeute peut étayer son choix, et d'autre part des motifs subjectifs liés à la personnalité du thérapeute autant qu'à son histoire hippique – et les équithérapeutes porteurs d'un lourd passif relatif aux chevaux sont légion. C'est certainement en cherchant à résoudre ce triple compromis entre bonne intention, raison et satisfaction personnelle qu'on pourrait le mieux trouver le bon cheval.

L'ÉQUITHÉRAPIE :

UN CADRE AVANT TOUT

Un cadre thérapeutique pour garantie

Héritée des travaux de Sigmund Freud et du champ de la psychanalyse, la notion de cadre thérapeutique a été adoptée depuis par toutes les formes de thérapie psychique, et représente la réponse que les praticiens ont proposée pour répondre aux problématiques et difficultés spécifiques à des consultations à caractère relationnel mettant en jeu l'intégrité psychique des patients. Car contrairement aux médecines somatiques classiques, les soins psychiques ne peuvent pas se faire contre l'avis et l'accord du patient : on ne traite pas avec la psyché comme avec un estomac malade, comme avec une jambe cassée, ou comme avec un amas de cellules tumorales. Si le soin psychique peut sembler concerner des difficultés qui siègent dans le cerveau, ce n'est qu'un point de vue neurologique et cartésien supposant que l'âme serait un organe logé quelque part dans la chair, ou que le cerveau secréterait la pensée comme le foie secrète la bile. Or la psyché est immatérielle, elle n'est pas clairement localisée, on ne peut pas vraiment l'atteindre au bistouri pas plus qu'on ne peut vraiment la changer à grands renforts de neuroleptiques. Si on en revient à la pensée Aristotélicienne, la psyché pourrait mieux se représenter comme réalisation première des corps qui ont la pensée en puissance : elle est phénomène, fonction, résultante. Et son immatérialité impose des moyens eux-mêmes immatériels pour y accéder : langage, relation, émotion, expérience, échange. Un des aspects de cette immatérialité est qu'elle va impliquer, aussi bien dans son exploration que dans son expression, la subjectivité comme seul accès : étant de part et d'autre isolés dans leur subjectivité respective, patient et thérapeute gardent chacun un vécu indicible et la traduction du phénomène psychique ne peut se faire qu'à travers des mots, postures, mimiques, intentions, gestes, émotions ou autres artefacts qui, tout en transmettant quelque chose en lien avec le vécu subjectif, restent des moyens imparfaits qui obligent chacun à trahir continuellement l'authenticité de sa pensée. Entendre quelqu'un, l'écouter, s'exprimer sur soi, être en relation : se sont autant de situations qui vont impliquer une interprétation. La relation clinique entre le patient et le thérapeute ne pouvant pas être factuelle, la notion de cadre arrive pour combler ce risque en apportant des règles de fonctionnement.

Pour un médecin en santé somatique, entrer dans une chambre accompagné de 12 internes pour ausculter un patient ne l'empêchera, a priori, jamais de découvrir que la cause de sa douleur est une fracture de la jambe comme en témoigne la radio, ni de réaliser le traitement approprié comme une chirurgie orthopédique ou la pose d'un plâtre. D'ailleurs, ce même patient serait dans le coma que les praticiens n'auraient aucun problème à réaliser l'acte soignant. En santé mentale : si une relation thérapeutique n'est pas nouée, aucun soin ne sera possible. Pire encore, si la relation thérapeutique est nouée de façon inappropriée, il y a un risque psychique pour le patient et pour le thérapeute : relation qui quitte le cadre professionnel, emprise du thérapeute sur la vie du patient, prosélytisme, dérives sectaires, tromperie, clientélisme, perte de repères, débordements émotionnels, sentiment d'abandon à l'arrêt de la thérapie, dépendance psychique… Les avatars sont nombreux, et dépassent largement le seul risque, pour le patient, de ne pas aller mieux.

Le cadre thérapeutique vient donc apporter des barrières et des nécessités, en scénarisant l'acte thérapeutique du soin psychique. Il rappelle que la relation thérapeutique est un type de relation singulier, exceptionnel, qui n'a pas grand-chose de commun, mais aussi qui ne peut pas s'improviser ni reposer sur la seule bonne foi, sur l'intuition bienfaitrice, ou sur un talent inné. Car cette relation a notamment la particularité d'être asymétrique : les rôles que vont jouer le patient et le thérapeute ne sont pas sur le même plan. Le thérapeute dispose de références théoriques et scientifiques, c'est lui qui impose le cadre et en est garant, et c'est lui qui met sa capacité de compréhension au service de son patient. Le patient quant à lui est porteur d'une demande, et il est engagé à respecter le cadre proposé et notamment à en assumer directement ou indirectement le coût.

Parmi les grands axes de cadrage qui vont être communs à la plupart des approches thérapeutiques, on va trouver, comme au théâtre classique, les règles d'unité : unité de temps (qui organise les séances et la relation thérapeutique dans leur aspect temporel : durée, fréquence, longueur, nombre, période…), unité de lieu (qui règle la question de la scène des rencontres : que ce soit en cabinet, en face à face, sur le divan, dans un manège avec un cheval…), et unité d'action (qui fixe le cérémonial des séances et de la thérapie : que devront dire ou faire le patient et le thérapeute, est-ce une thérapie verbale, sera-t-elle directive ou non, faudra-t-il noter ses rêves, le thérapeute interviendra-t-il, y aura-t-il des contacts physiques, y aura-t-il des phases, le cheval sera-t-il monté, etc.).

Puis, au-delà de ces grands axes, viennent s'ajouter des règles qui peuvent différer d'un modèle de thérapie à l'autre. Parmi les plus courantes :

- une règle de secret, qui oblige le professionnel à la discrétion la plus stricte, et à ne jamais divulguer d'informations concernant ses patients en dehors d'un accord explicite ;

- une règle d'abstinence, qui interdit le passage à l'acte, c'est-à-dire la mise en action des idées, pulsions, sentiments éprouvés au cours de la thérapie avant que ces idées n'aient été parlées et élaborées ; cette règle n'autorise pas, par exemple, de relations personnelles entre le thérapeute et le patient, ni de rendez-vous imprévus ;

- une règle de neutralité, qui oblige le thérapeute à ne pas prendre parti, à réserver ses avis et opinions sur les situations évoquées, et à ne pas chercher à convaincre le patient de quoi que ce soit.

La notion de cadre englobe aussi des dispositions contractuelles : le coût et la charge de ce coût, ce qui se passe en cas d'annulation d'une séance, du fait du patient ou du fait du thérapeute, comment arrêter la thérapie, ce qui se passe quand un élément du cadre est enfreint.

L'ensemble de ces paramètres va permettre d'identifier aussi clairement que possible un espace thérapeutique, zone de confiance régie par des garanties. L'allégorie du cadre est particulièrement bien choisie : il s'agit d'un dispositif de démarcation, qui identifie un dedans et un dehors, et qui a besoin d'être visible, accepté et respecté pour devenir fonctionnel. Grâce au cadre, ce qui se passe en thérapie peut être très différent de ce qui se passe dans le reste de la vie : il devient possible de dire ce qu'on ne peut pas dire ailleurs, les normes et attendus sociaux n'ont plus tout à fait cours, la spontanéité est possible, les jugements sont suspendus, ce qui joue à travers la relation thérapeutique restera secret. Le cadre étant fait de règles et de conditions, il peut aussi avoir une certaine souplesse : suivant les approches thérapeutiques, suivant les techniques, les règles peuvent être plus ou moins strictes : la limite que suppose le cadre peut devenir élastique et tolérer certaines attaques (faut-il facturer les séances annulées pour de bonnes raisons, faut-il tolérer des annulations répétitives, faut-il arrêter la thérapie d'un patient qui appelle le thérapeute tous les soirs ?). On peut donc voir le cadre thérapeutique comme un simple trait de contour, mais aussi comme un fil élastique tenu par des poteaux solides, comme un cadre de tableau riche et rigide, ou encore comme une marge de démarcation suffisamment large pour définir une zone intermédiaire neutre qui se traverse pour entrer et sortir, et dans laquelle peuvent se discuter ses conditions d'application. Dans tous les cas, le cadre joue un rôle d'enveloppe gardant son contenu à l'intérieur, de frontière bornant le territoire intérieur, de sas permettant l'entrée et la sortie, de mur protégeant de l'extérieur, ou encore de peau donnant une forme et une identité au dispositif qu'il contient.

La notion de recadrage vient aussi rappeler que l'énoncé des règles a parfois besoin d'être répété, et qu'il peut être tentant pour le thérapeute, face à certaines situations dans lesquelles le cadre est menacé, d'éviter d'intervenir au risque d'être vu comme moralisateur ou réactionnaire. Or le risque à céder sur le cadre, c'est le risque de rompre le cadre, de renoncer à cette barrière, et finalement de rendre toute relation thérapeutique impossible dans la mesure où sans cadre, il ne peut pas y avoir de soin psychique, et où garantir le cadre, c'est l'une des premières responsabilités du thérapeute.

L'engagement déontologique et les questions qu'il soulève

Parallèlement à la notion de cadre, qui existe dans toute forme de thérapie depuis le début du XXᵉ siècle, le monde de la médiation équine sur le versant thérapeutique a cherché à réguler ses pratiques, notamment pour expliciter et clarifier certains usages, et pour émettre des recommandations face à des situations, rares ou courantes, potentiellement problématiques. La mise en place puis la promotion de systèmes de régulation déontologique visent évidemment à éviter certains abus potentiels, mais c'est aussi et avant tout, pour les organismes qui les portent, un moyen d'aider leurs membres à développer de meilleures pratiques, à favoriser la réflexion et l'échange autour des questions cliniques et philosophiques inhérentes au contexte de thérapie, ou encore de reconnaissance identitaire entre praticiens co-signataires des mêmes engagements déontologiques. Au-delà des problèmes de terrain qu'elle cherche à éviter, la déontologie est donc bien un enjeu statutaire, qui identifie des acteurs, leur attribue des fonctions, leur confère des responsabilités, et par là même leur définit un rang social en témoignant de leur niveau d'autonomie.

Les Codes de déontologie

Toutefois, si écrire une charte de bonne pratiques est à la portée de n'importe quel praticien (il suffit, après tout, de formaliser quelques règles et de les coucher sur papier), mettre en place un système de régulation déontologique est une affaire d'un autre ordre. Car la déontologie se veut commune à toute une profession, et les règles qui valent pour l'un doivent aussi valoir pour l'autre. Il y a donc une question de standardisation des pratiques : si on peut la voir d'un côté comme pertinente dans la mesure où cette démarche homogénéise des façons de faire et promeut une certaine unité sur la base de modalités qui semblent être les plus pertinentes, elle est également une démarche potentiellement appauvrissante car elle impose un certain formatage qui pourrait, s'il est trop formel ou rigide, interdire des pratiques pourtant efficientes ou nuire à la réflexion en imposant des modalités de pratique prêtes à l'emploi. Par ailleurs, les approches thérapeutiques en médiation équine sont multiples, les profils des équithérapeutes sont variés, et nombre de praticiens ont aussi des engagements réglementaires ou déontologiques attachés à leur « premier métier » que certains exercent toujours, y compris dans le cadre de leurs activités médiatisées par les équidés en considérant l'équithérapie comme une spécialité. Coordonner un Code de déontologie applicable aux équithérapeutes avec l'ensemble des

Codes de déontologie médico-sociaux, sans oublier de s'assurer de leur cohérence avec les dispositions législatives propres à certaines professions médicales ou paramédicales réglementées et soumises à des décrets de compétences et Ordres régulateurs : voilà une démarche qui prend une certaine complexité. La question du secret professionnel en est une très bonne illustration : le Code de déontologie des psychologues l'impose assez strictement hors certains cas précis, le Serment d'Hippocrate en fait une obligation punissable devant la Loi en ce qui concerne les médecins, mais dans nombre d'institutions médico-sociales, l'usage pour les praticiens est de systématiquement faire appel à la notion de secret partagé pour éviter qu'un professionnel unique ne se trouve en responsabilité des conséquences d'une potentielle révélation ou d'une non-révélation. Dans d'autres cas, des dispositions contractuelles ou d'usage peuvent enjoindre les praticiens à partager le secret professionnel avec un référent identifié, comme un comité d'éthique ou un conseil de sages. Alors, que prévoir en matière de déontologie pour des équithérapeutes ? Si le Code applicable aux équithérapeutes est trop précis ou trop contraignant, il mettra certains praticiens face à des situations inextricables dans lesquelles l'un de leurs engagements les incitera à parler lorsqu'un autre engagement les obligera à se taire. Inversement, si le Code est trop imprécis ou trop libéral, il risque de se retrouver inutile dans la mesure où il ne donnerait aucune indication permettant de résoudre les problèmes pratiques, soit en renvoyant les professionnels vers leur propre réflexion et vers leur éthique, soit en renvoyant les professionnels à leurs autres engagements qui prévaudront.

Par ailleurs, en rappelant que l'équithérapie n'est pas réglementée et s'est structurée grâce à des initiatives privées émanant du terrain et non de volontés politiques, on soulève un des problèmes majeurs sur lequel butent toutes les démarches de régulation déontologique : qui est légitime pour définir les règles qui s'imposent, et à qui ces règles s'imposent-elles ? Et sur cette question, nous devons reconnaître que nous n'avons pas fait preuve de beaucoup de discernement, dans la mesure où les 2 principaux Codes disponibles (celui de la FENTAC en 2000 et celui de la SFE en 2006) sont étroitement adossés à des organismes qui œuvrent pour un cercle restreint de membres, alimenté essentiellement par des formations qui sont un des critères d'accès à ce cercle. On pourrait objecter que le Code de la FENTAC est issu d'un groupe international qui l'a promu dans plusieurs fédérations nationales d'Europe, toutefois chaque organisation nationale est en charge totale de son adaptation au territoire concerné, de son accès, et de sa régulation. Aussi : le Code de la FENTAC concerne les membres de la FENTAC qui sont presque exclusivement des anciens élèves et titulaires du diplôme FENTAC ; le Code de la SFE concerne les membres de la SFE qui sont presque uniquement des anciens élèves et diplômés de la SFE. Aussi, ce qui distingue une démarche déontologique (qui devrait se vouloir applicable à toute une profession) d'un simple Règlement Intérieur (qui ne concernerait que le fonctionnement institutionnel interne) n'est pas si évident que ça. Ce qui n'est pas sans questionner la légitimité de ceux qui ont porté la démarche : qui a le droit de parler au nom de la profession dans son ensemble ? En s'appuyant sur un travail de construction international en lien avec d'autres fédérations nationales, la FENTAC résout plutôt bien le problème : la légitimité de son Code est garantie par ce travail de coconstruction bénévole au sein de la profession, qui plus est avec une vision extra-nationale qui rassemble des praticiens de plusieurs pays. En ayant choisi de faire travailler ensemble des praticiens et juristes choisis afin qu'ils adaptent un Code de déontologie de psychologues pour en faire un Code de déontologie d'équithérapeutes, la SFE assure une consultation intraprofessionnelle et une qualité rédactionnelle et juridique supérieure, toutefois elle ne doit la légitimité de son Code qu'à la reconnaissance par ceux qui ont fait, *a posteriori*, la démarche de le signer.

Qui est concerné par les Codes ? Faute de réglementation, ceux qui les reconnaissent, et seulement eux. Ce qui veut dire que les règles ne concernent que ceux qui les acceptent. Ce qui, évidemment, est plutôt questionnant quand on rappelle que les Codes ont notamment été conçus pour éviter les abus et valoriser les pratiques vertueuses. Or, il serait plutôt étonnant qu'un professionnel en désaccord avec les règles déontologiques d'une Charte prenne volontairement l'engagement de la respecter. Et par ailleurs, même si les conditions de contrôle et de régulation des pratiques pouvaient être optimales, rien n'interdirait à ce professionnel de renoncer à son engagement pour retourner à ses pratiques non conformes : on doit donc rester nuancés quant à l'effet des Codes sur la réalité des pratiques de terrain. A priori, les Codes sont signés par des praticiens qui en ont déjà saisi les enjeux et dont les pratiques sont déjà conformes.

Est-ce à dire que la démarche déontologique est, de fait, inutile ? C'est autre chose : car rappeler des règles qui peuvent sembler évidentes n'est jamais cause perdue, car disposer d'un Code est un guide de formation particulièrement précieux pour les futurs praticiens qui, dès leur apprentissage, sont préparés aux questions éthiques et aux modèles de résolution proposés par les Codes, et aussi car disposer d'un Code permet d'alimenter les réflexions quotidiennes des équithérapeutes, sur le terrain, face aux situations nouvelles ou inconnues qu'ils rencontrent et qu'ils vont pouvoir traiter en s'appuyant sur des recommandations déontologiques codifiées. On ne doit pas non plus oublier que l'exercice professionnel de l'équithérapie plonge les praticiens dans les réalités du quotidien, faites de routines, de rythmes : enchaîner les séances, multiplier les entretiens et les compte-rendus, travailler les chevaux, entretenir sa communication… Dans ce flot du quotidien, les habitudes se prennent, se fixent et évoluent parfois insidieusement, et peuvent dévier des bonnes pratiques, ponctuellement ou durablement, car, faute de moments de recul imposés, les temps de réflexion et d'évaluation sur le cadre manquent. Il est stupéfiant de constater comment certains praticiens peuvent en venir à adopter, sans y réfléchir, des pratiques qui les auraient fait bondir quelques mois ou années auparavant lorsqu'ils étaient encore en formation : sans regard extérieur, il est facile de glisser et de dévier. Et les Codes aident à ce regard extérieur, que ce soit entre confrères ou dans le cadre de procédures de contrôle plus formelles menées par le réseau. Quoi de mieux qu'un retour au Code quand un confrère décide de diffuser les projets de prise en charge de ses patients sur son site web, publiquement et sans aucune sécurisation de l'accès aux documents ? Que faire d'autre que d'invoquer le Code quand un confrère parti à l'étranger vient saluer ses proches et ses collègues de France à travers une vidéo en direct réalisée pendant une séance, diffusée sur les réseaux sociaux et le montrant avec ses patients et leurs familles ? Quel moyen plus élégant qu'un retour vers le Code lorsqu'une consœur vous confie envisager d'arrêter d'exercer l'équithérapie car elle se sent dépassée par les événements avec une bonne partie des patients qu'elle suit et qu'elle a acceptés alors qu'elle se sait peu compétente par rapport à leurs graves difficultés ? En insufflant de la réflexion, les Codes ramènent la pensée dans les moments où elle manque : ils rappellent combien l'équithérapie repose sur une éthique qui peut être fragilisée et sur une capacité de discernement dont le quotidien peut nous éloigner.

Grâce aux processus de régulation déontologique, divers aspects des bonnes pratiques et usages ont pu être explicités et codifiés, et il faut reconnaître, en particulier au Code de la SFE, une adresse remarquable dans l'exercice d'équilibriste qu'il mène entre d'une part, des indications précises et immédiatement applicables qui démarquent très clairement la frontière entre ce qu'il faut faire et ce qui n'est pas permis, tout en incitant à une réflexion individuelle des équithérapeutes quant à la façon d'interpréter les règles en fonction du contexte particulier de chaque situation. Cette habileté est particulièrement efficace pour permettre à la fois d'imposer une série de principes indiscutables, et des orientations pour la réflexion autour de situations courantes de l'exercice professionnel. Le Code ne sert donc pas principalement à donner des réponses : il est une mine de pensée pour mieux identifier les différentes questions éthiques qui peuvent se poser dans divers cas, et auxquelles chaque praticien est invité à trouver ses propres réponses en les étayant par des arguments déontologiques.

Comment répondre au problème de l'éventuelle levée du secret professionnel, par exemple ? Le Code énonce comme principe fondamental le respect de la vie privée des patients et donc le respect absolu du secret professionnel. Il rappelle aussi la prévalence de la Loi commune sur l'engagement déontologique. Il accorde un droit de retrait aux équithérapeutes qui seraient dans une situation ne permettant plus le respect des principes fondamentaux. Et il impose la référence à l'engagement déontologique dans tous les contrats signés par l'équithérapeute. Enfin, concernant les situations pouvant justifier une levée du secret professionnel, le Code invite à une décision prise en conscience, en considérant d'une part les prescriptions légales de révélation afin de porter assistance à des personnes en danger effectif, et la prise en compte du respect de la vie privée, de l'intimité psychique, et du droit des patients à disposer d'eux-mêmes. Ce qui peut se traduire, en particulier, par la prise de conseil anonyme auprès de confrères expérimentés, par des révélations attestant de la nature et de la réalité du danger afin que les autorités compétentes agissent pour protéger les victimes potentielles sans pour autant que des informations à caractère confidentiel ne soient transmises, ou par mille autres options dont l'équithérapeute pourrait justifier suivant par exemple la gravité et l'imminence de la menace, les conditions dans lesquelles il a été informé du danger, la capacité du patient à réaliser lui-même la révélation et les risques que la révélation contre l'avis de l'intéressé ferait courir au patient et à sa prise en charge. Ce seul exemple du secret professionnel montre l'immensité face à laquelle nous place chaque question éthique, et à quel point la culture professionnelle peut s'en emparer pour définir des usages impossibles à concevoir et acquérir par soi-même. Pour chacune de ces questions, il n'est pas possible d'imaginer qu'il existerait une bonne réponse unique et évidente, et qu'il suffirait d'appliquer doctement un Code solutionniste pour être sûr de pratiquer correctement.

Des Commissions de déontologie ?

Une fois résolue les questions liées à la rédaction d'un Code, viennent les questions liées à son application. Car si la démarche d'expliciter les enjeux et d'orienter les praticiens afin qu'ils les prennent mieux en compte a son importance, cela ne résout pas l'ensemble de la question déontologique. Notamment : qui peut signer le Code, qui tient le répertoire des signataires, comment s'assurer de l'application des règles, peut-il y avoir des sanctions, lesquelles et prises par qui, comment la Charte pourra-t-elle évoluer en cas de changement législatif ou de situations nouvelles ? L'approche la plus courante en la matière consiste à ce que ces questions sensibles soient confiées à un groupe d'experts, qui se réunissent au sein d'une Commission de déontologie pouvant prendre des appellations variées : Comité de Déontologie, Conseil des Sages, Conseil de l'Ordre, Comité de surveillance, Collège de veille éthique... Suivant l'organisme qui la met en place, cette Commission peut se voir confier des missions et prérogatives spéciales : valider les adhésions au Code (parfois sur dossier, entretien ou concours), tenir une liste à jour des signataires, recevoir les plaintes, représenter le Code notamment auprès des tiers et dans les contextes de formation, enquêter sur les plaintes, répondre aux questions déontologiques, prononcer des sanctions contre un signataire, modifier le Code, publier des avis ou recommandations éthiques...

Compte tenu du caractère sensible de ces missions, la constitution de telles Commissions s'avère particulièrement délicate : car la Commission a besoin d'une large autonomie pour pouvoir mener ses travaux en toute indépendance, mais elle a également besoin de moyens, de représentativité et de régulations pour que sa légitimité ne puisse pas être contestée. Et on tombe ici sur 2 problèmes liés au paysage français de l'équithérapie : le milieu est restreint (la quasi-totalité des professionnels connaît, directement ou via au plus 1 intermédiaire, la totalité des équithérapeutes en activité), et le milieu n'a pas de financement neutre (il vit essentiellement grâce à des adhésions, des recettes de formation, et des recettes d'activités cliniques). Constituer une Commission indépendante et neutre relève donc de l'impossible : à moins qu'elle ne soit totalement bénévole jusque dans ses moyens, elle dépendra toujours d'un organisme porteur, et aucun de ses membres ne pourra jamais être totalement détaché vis-à-vis d'éventuels confrères qui seraient soupçonnés d'infractions.

Les modèles de fonctionnement sont donc divers selon les organismes. Pour en donner quelques exemples : la FENTAC gère les questions déontologiques sans Commission, directement par son Conseil d'Administration – qui peut, de fait, se retrouver juge et partie – et en cédant à un groupe international la capacité de faire évoluer le Code qu'elle applique après l'avoir adapté. De son côté, l'ASTAC, fédération suisse appliquant le même Code, a instauré une Commission d'Éthique Professionnelle élue disposant d'un pouvoir d'enquête et de sanction en cas de plainte, allant de l'avertissement jusqu'à l'exclusion d'un adhérent – ce qui peut poser de lourdes questions de partialité quand la Commission peut ordonner un suivi de formation aux frais de l'adhérent, et de risques de diffamation si des sanctions peuvent être prononcées sur pièces et sur la base d'une procédure difficilement contradictoire et pouvant être intentée pour des intérêts particuliers. La SFE, de son côté, constitue une Commission à chaque fois qu'un besoin se fait sentir – avec tous les risques d'instrumentalisation que cette procédure implique, étant entendu que c'est la direction de la SFE qui établit les questions, constitue la Commission en s'y réservant le droit d'y siéger directement, et valide les décisions en choisissant ou non de les faire appliquer. Pour sa part, le SIPME a prévu statutairement la capacité de créer un Comité disposant de prérogatives spéciales, en particulier de financement de fonctionnement, pour permettre sa relative indépendance, d'après des règles de fonctionnement édictées par un Conseil d'Administration représentatif et élu – ce qui semble une avancée, mais qui ne règle pas la question de la compétence des membres d'un tel Comité pour traiter des questions éthiques.

Et si constituer et faire fonctionner une Commission ne peut se faire qu'au prix de concessions éthiques, à l'évidence le seul fait d'en créer pose un problème déontologique qui suffit à nuire à sa légitimité. Le principe démocratique de séparation des pouvoirs ne peut se faire que s'il y a une indépendance entre le pouvoir qui organise l'action judiciaire, et le pouvoir qui l'exécute : or, il n'y a pas de moyens pour que des postes de membres d'une Commission puissent voir le jour – et d'ailleurs, s'il n'y a pas de moyens, il n'y a pas non plus de demande particulière en ce sens. On peut le déplorer, mais les questions d'éthique et de déontologie ne passionnent pas les foules en médiation équine : les parties consacrées à la déontologie sur les sites web des principaux organismes spécialisés en équithérapie représentent moins de 2 % des intérêts des visiteurs. La déontologie est fondatrice, mais elle ennuie, vue comme une contrainte administrative, comme un texte certes pertinent mais poussiéreux, figé, rébarbatif, et trop peu comme un moyen de développement professionnel ou de réflexion collective productive et dynamique. Par ailleurs, les problèmes déontologiques graves n'existent pour ainsi dire pas : les quelques situations référencées à ce sujet concernent des situations ponctuelles et se sont résolues amiablement, sans besoin de procédures formelles. Le faible intérêt des équithérapeutes envers la déontologie, doublé du faible enjeu pratique à faire fonctionner des Commissions, est en soi suffisant pour comprendre le manque d'enthousiasme ou d'émulation des organismes à investir et faire vivre les questions déontologiques. Les dérives les plus sérieuses dont on peut être informé concernent toujours des professionnels qui n'ont pas pris d'engagement déontologique : professionnels peu ou pas formés, exerçant de façon isolée, et/ou créateurs de leur propre réseau fonctionnant d'après leurs propres règles, et qui peuvent en venir à des dérives de type prosélytisme, sectarisme ou abus de confiance, en utilisant des techniques thérapeutiques à mauvais escient ou en dépassant leurs compétences ; hélas, ces praticiens n'appartenant pas aux réseaux reconnus, ils ne peuvent pas être interpellés ni sanctionnés par les Commissions. Et d'ailleurs, ceux qui outrepassent sciemment les usages et règles de la profession sont les premiers à savoir que les Commissions ne peuvent, au mieux, que leur envoyer un message et rendre les griefs publics. Seule la Loi commune peut s'appliquer à ces professionnels isolés.

Il n'en demeure pas moins que l'engagement moral, pris devant leurs pairs par tous les équithérapeutes faisant le choix de s'inscrire dans une démarche déontologique, est aujourd'hui la principale garantie qu'ils offrent sur la qualité de leurs pratiques. Condition obligatoire pour valider un diplôme spécifique dans certains organismes, ou condition obligatoire pour adhérer à certains réseaux, la signature officielle d'un Code reste une étape marquant symboliquement l'ancrage des praticiens dans leur identité professionnelle et au sein d'un corps professionnel qui les reconnaît. L'enjeu éthique sera un élément décisif pour la structuration et l'évolution de la profession.

Des actions qui ont un coût

Le prix des séances d'équithérapie est un sujet de discussion fréquent, mais souvent frappé par la pudeur qui semble indiquer de ne pas aborder trop ouvertement le sujet. S'il y a bien des débats houleux dans le monde de la médiation équine, il faut confesser que le prix n'en fait pas partie. Il est rare de trouver des commentaires, même sarcastiques, quant aux tarifs pratiqués, sauf peut-être par certains praticiens isolés exerçant hors réseaux, ou par des professionnels dont les tarifs affichés témoignent davantage de l'ambition que de leur CV. Ces piques, peu courantes, témoignent d'ailleurs du fait que le « marché » de la médiation équine en général, et de l'équithérapie en particulier, s'est rapidement auto-régulé, dès les années 2000 avec le début de la libéralisation des pratiques et de l'avènement des praticiens indépendants exerçant à leur propre compte. Sur la question des tarifs, les professionnels ont tout de suite compris qu'il était dans l'intérêt commun d'homogénéiser les pratiques, car à moins de se trouver dans un endroit très isolé sans autre professionnel alentours, être trop cher ou trop bon marché est clairement un signe de marginalité peu rassurant pour les demandeurs, institutions comme patients particuliers, mais est aussi perçu par les confrères comme un signe d'hostilité, interprété comme une façon d'être un concurrent déloyal ou inversement comme un moyen de laisser croire qu'en étant le plus cher, on se prétend plus qualifié ou compétent.

La détermination d'une grille tarifaire est d'ailleurs un aspect culturel propre à la filière : un équithérapeute non formé ou hors réseau peut se reconnaître au premier regard sur ses tarifs. On trouvera notamment des « équithérapeutes » alignés sur le prix des cours d'équitation et argumentant leur tarif sur cette base – comme si le tarif de la consultation chez un psychomotricien avait quelque chose à voir avec le coût d'un entraînement de tennis. On en trouvera qui, au contraire, s'alignent sur les tarifs de consultation des psychiatres non conventionnés, argumentant que le service qu'ils rendent est contextuellement équivalent avec des charges plus importantes, et qu'ils préfèrent être mieux valorisés quitte à recevoir moins de patients – en imaginant que les qualifications d'un débutant de 22 ans ayant raté sa Licence de psychologie avant de suivre une formation de trois semaines en thérapie équestre sont comparables à celles d'un médecin-chercheur en fin de carrière, et qu'être cher oriente une patientèle aisée qui estimerait que la compétence se mesure au tarif. On trouvera également des politiques tarifaires promotionnelles : première séance gratuite – comme pour les revendeurs de stupéfiants ; 10 séances achetées = 1 séance offerte – comme pour la carte de fidélité du coiffeur ; 1 personne prise en charge = la 2e à moitié prix – comme pour les pizzas en tête de gondole au supermarché. La santé, même dans le secteur libéral lucratif, peut-elle devenir promotionnelle et adopter les pratiques commerciales des marchands et des artisans ? Si on considère que l'équithérapie est un soin à proprement parler, il y a peu à faire pour se convaincre que de telles pratiques sont des manquements déontologiques graves : il suffit de remplacer l'équithérapie par un autre type de soin qui ne souffrirait pas d'une ambiguïté quant à son caractère soignant. Pour les patients souffrant d'un cancer, venez dans notre clinique : la première séance de chimiothérapie est gratuite ! Dans notre laboratoire, si vous venez faire 10 prises de sang, on vous offre la 11e ! Besoin d'un implant cardiaque ? Si un proche en veut aussi, venez à 2 et notre chirurgien l'opérera à moitié prix ! Des messages qui deviennent glaçants de cynisme, et qui traduisent un manque de réflexion et de cadrage chez les prétendus thérapeutes qui, en les portant, se marginalisent vis-à-vis de la profession.

Autre point d'achoppement lié aux tarifs, c'est celui de la charge de ce coût. Le système de santé français, avec sa couverture maladie universelle, ses assurances santé complémentaires obligatoires, ou encore son système développé de tiers payant, fait reposer le coût de la santé sur des dispositifs mutualisés, et donne peu de notion du coût de ce service. Consulter un médecin, c'est le plus souvent lui tendre sa carte vitale et repartir sans avoir rien déboursé. Prendre des médicaments à la pharmacie, c'est donner une ordonnance et sa carte vitale sans avoir à ouvrir son portefeuille. Consulter dans un hôpital, c'est simplement prendre rendez-vous ou faire la queue, mais sans avoir à avancer ou régler de frais. Difficile dans ce contexte de se rendre compte du coût réel du système de soin : on conçoit globalement quel est le prix d'une consultation chez un généraliste, mais faute d'avoir à l'assumer pleinement, il reste un peu abstrait. Or, en équithérapie, ce coût est à la charge directe des publics qui consultent : aussi, et en dépit des aides dont les patients bénéficient pour une grande majorité, l'accès à des activités d'équithérapie est assez largement dépendant des moyens dont disposent les patients. Et il faut être clair que le prix des séances en libéral interdit à bien des familles d'avoir recours au cheval dans un cadre de soin : car aucun équithérapeute professionnel ne pourra proposer de séances, même de durée réduite, et même en collectif, qui ont un coût nul ou symbolique. Même en étant bénévoles, les praticiens ont à assumer des charges fixes, en particulier liées à la location ou à l'entretien des chevaux, qui représentent au minimum 10 à 15 € par séance. Lorsque les équithérapeutes exercent en libéral, à l'évidence ils adoptent une grille tarifaire qui à la fois couvre leurs frais fixes, et leur permet de se rémunérer pour à la fois leur temps de séance et les temps invisibles et rarement facturés qu'ils consacrent à chaque patient (notamment des temps pour les entretiens, projets, facturation, compte-rendus et évaluations), ce qui amène à un coût moyen de 50 à 55 € de l'heure de séance, pour un patient pris en charge régulièrement, et pour une rémunération mensuelle tournant autour des 1700 € nets.

Les prix pratiqués varieront bien sûr autour de cette moyenne, suivant de nombreux facteurs :

- la qualité des installations équestres : louer des chevaux à l'heure dans une pension 5 étoiles au cœur de Bordeaux ne coûte évidemment pas la même chose que d'entretenir un poney chez soi en rase campagne et sans installations particulières ;

- la zone d'implantation de l'équithérapeute : les tarifs sont toujours plus chers en ville qu'à la campagne, et notamment les tarifs moyens en région parisienne sont de 25 à 50 % supérieurs à la moyenne nationale ;

- les qualifications de l'équithérapeute, en particulier son expérience (chacun tend à augmenter progressivement ses tarifs au cours de sa carrière), ou ses éventuels domaines de spécialité (et évidemment, les généralistes sont toujours plus accessibles que les spécialistes) ;

- la régularité des séances : une prise en charge sur un rythme régulier, de type une séance hebdomadaire pendant un an, permet des économies d'échelle et sera toujours moins onéreuse à l'heure qu'une consultation isolée ou qu'un projet monté sur mesures pour une action d'une demi-journée ;

- la durée des séances : il va de soi qu'une séance mobilisant un thérapeute et un cheval pendant trente minutes n'implique pas le même coût que si cette même séance durait deux heures ;

- le nombre de chevaux nécessaires : suivant les modèles de pratique, un seul cheval peut être suffisant, ou bien il sera nécessaire ou souhaitable de faire appel à plusieurs chevaux en même temps ;

- les professionnels indispensables : suivant les particularités du public accueilli et des techniques employées, l'équithérapeute peut mener ses séances seul, être secondé par un stagiaire non rémunéré, exercer en co-thérapie avec un second équithérapeute, ou encore avoir besoin de nombreux accompagnateurs professionnels ou bénévoles ;

- le nombre de patients : plus il y a de patients dans une même séance, plus le coût tend à être divisé, toutefois la qualité de l'accompagnement ayant aussi tendance à baisser avec l'effectif, beaucoup d'équithérapeutes limitent le nombre de participants ou proposent un tarif peu dégressif suivant le nombre de patients afin de privilégier les séances individuelles ou en petit groupe ;

- le travail invisible qu'implique le projet : l'unité de facturation des professionnels étant généralement la séance, le tarif à la séance doit aussi prendre en compte les activités non facturables : réunions, bilans, compte-rendus, évaluations, projets, entretiens, préparation des chevaux et des séances, déplacements, administration, *etc.*

Ces coûts, qui sont comparables quel que soit le mode d'exercice de l'équithérapeute, qu'ils soient indépendants, salariés ou bénévoles, peuvent toutefois être plus ou moins directement à la charge des bénéficiaires. Pour des particuliers consultant en libéral, a priori le règlement de ces frais leur incombera directement, y compris s'ils bénéficient d'allocations ou de prestations sociales compensant le handicap ou l'invalidité – le tiers payant est exceptionnel. Quand en revanche ce sont des institutions qui viennent en consultation chez un équithérapeute libéral, le coût de cette activité thérapeutique est habituellement pris en charge intégralement par l'institution, sur son budget de fonctionnement et grâce aux financements, subsides, et soutiens privés ou publics dont elle peut bénéficier ; ou bien ce prix peut aussi, parfois, être partagé entre l'institution et les patients, ce qui permet à l'institution de ménager ses budgets tout en réduisant le coût d'accès à l'équithérapie qui aurait pu être prohibitif pour les patients. Mais les équithérapeutes peuvent aussi travailler en structure associative, et en particulier, les plus grandes associations sont pour beaucoup soutenues par des subventions publiques ou du mécénat ; l'association a, bien sûr, à assumer la charge salariale liée à l'emploi d'équithérapeutes, mais grâce aux aides reçues, elle peut aussi proposer des tarifs de séance qui sont plus accessibles que dans le secteur lucratif, ou encore s'adapter plus facilement aux moyens des bénéficiaires en proposant, par exemple, un tarif social ou indexé sur les revenus. Enfin, on peut aussi citer le cas des établissements médico-sociaux qui disposent directement d'équithérapeutes parmi leur personnel, et parfois aussi d'installations dédiées à l'équithérapie : ces établissements, s'ils ont bien sûr à assumer les lourdes charges fixes de personnel et d'amortissement des installations et chevaux, peuvent ainsi disposer d'un budget spécifique concernant l'équithérapie, qui se retrouve totalement institutionnalisée et donc accessible, en continu, pour un grand nombre de patients suivis dans l'établissement, au même titre que les diverses activités qui peuvent y être développées.

Déroulement des séances : modèles et exemples

La description d'une séance d'équithérapie fait partie des grandes attentes du public et des médias, qui souhaitent se faire une représentation d'une « séance type ». Il serait injuste de laisser entendre qu'aucune séance ne ressemble à une autre, car même si chacune a évidemment un caractère unique et que chaque prise en charge répond à des motivations singulières, les cadres et structures de séances ne sont pas variables à l'infini. On peut référencer différents invariants, qui décrivent des types de séances – plutôt que des séances-type.

Avant d'aborder la construction des séances, il semble toutefois indispensable de rappeler qu'être équithérapeute ne peut en aucun cas se limiter à réaliser des séances : la séance, qui est la production, l'unité de mesure et de facturation, la prestation demandée, est certes une finalité opérationnelle, mais elle n'a à elle seule aucun sens si elle ne s'inscrit pas dans un ensemble plus large et peu valorisé : la prise en charge. Car prendre en charge un patient en équithérapie ne se limite pas à lui proposer des séances, comme on pourrait aller à un spectacle ou à un cours de cuisine ; les séances s'inscrivent dans une méthodologie de projet plus globale, de façon à ce qu'elles répondent à une demande. Il y a, pour les professionnels, un avant et un après séances :

- en amont, une démarche de construction qui va inclure, notamment, des rencontres avec les patients et leurs entourages (familles, institutions, autres professionnels paramédicaux ou médico-sociaux), la consultation de documents (rapports, compte-rendus, bilans, projets concernant le patient, qu'ils soient inclus dans le dossier médical, transmis en entretiens, ou communiqués par les patients), l'élaboration, l'écriture et la présentation du projet de prise en charge individualisé en équithérapie (qui va détailler des objectifs et proposer des moyens), le choix et la préparation de chevaux correspondants et d'un lieu disposant des installations et matériels requis, *etc.*

– en aval, une démarche d'évaluation qui va reposer quant à elle sur le choix, la construction et la passation d'outils d'évaluation, des entretiens et analyses avec les patients et leurs entourages (équipes éducatives, équipes pédagogiques, équipes médico-sociales), des rédactions de rapports, compte-rendus et bilans, et des rencontres de présentation ou restitution des résultats.

Les séances ne sont donc qu'une partie émergée : actions visibles et recherchées, elles n'auraient aucun sens ou du moins aucun caractère thérapeutique si elles n'étaient pas individualisées, notamment en étant construites ou indiquées sur mesures dans le cadre d'une démarche répondant à des objectifs de santé clairement identifiés comme étant la finalité et motivant aussi bien la mise en place des séances que leur arrêt.

Ces éléments de contextualisation, plus fondamentaux que la seule description de séances, étant énoncés, quels sont les principaux types de séance ?

Séance individuelle

L'archétype de la séance d'équithérapie est sans doute la séance individuelle hebdomadaire : ce type de prise en charge repose sur un suivi qui va se dérouler sur plusieurs mois, assez habituellement sur une « saison » de prise en charge calée sur le rythme scolaire (qui est aussi le rythme des centres équestres) de septembre à juin, et dans lequel les séances sont nombreuses et étalées dans le temps. Les patients viennent en équithérapie avec régularité, et le travail proposé va être progressif et distribué sur une période longue. Typiquement, il y a une séance par semaine (parfois deux, mais parfois seulement une séance par mois), séance de 45 minutes à 1 h au cours de laquelle le patient est seul avec l'équithérapeute et un cheval qui aura tendance à être toujours le même pendant toute la saison.

Les équithérapeutes vont souvent structurer leurs séances individuelles autour de rituels : début et fin de séance, organisation temporelle et spatiale des activités ou séquences, ce qui va apporter un rythme aux séances, et donner un canevas sur lequel vont s'appuyer les séquences ou autour duquel les activités vont varier ou se décliner. Le plus souvent, la structure globale de toutes les séances sera la même pour un patient en particulier, cette structure étant un point essentiel du cadre et étant soigneusement réfléchie au moment de l'élaboration du projet afin de répondre aux besoins particuliers. Toutefois, la structure des séances peut aussi être progressive, par exemple en prévoyant des séances de plus en plus longues dans le cas de jeunes enfants ou de patients avec des difficultés attentionnelles, ou en prévoyant d'augmenter ou de réduire le nombre d'étapes par séance pour mieux accompagner un patient avec des troubles de l'adaptation au changement ou dont le projet prévoit au contraire de pouvoir se concentrer de plus en plus longuement sur une tâche unique.

Les séquences proposées, si elles tendent à être assez similaires d'une séance à l'autre pour un même patient, sont en revanche extrêmement variables d'une prise en charge à l'autre : relaxation à cheval, entretien des écuries, interactions libres avec un cheval en liberté, observation d'un troupeau, parcours psychomoteurs en main, pansage, moments de discussion avec le thérapeute, préparation et rangement du matériel, jeux de rôles, moments d'association libre, dessin ou écriture, distribution de récompenses, exercices logico-mathématiques... les possibilités n'ont pour limite que l'imagination des thérapeutes. C'est d'ailleurs l'infinie diversité des activités envisageables avec le cheval et autour du cheval qui explique la difficulté à exprimer ce que pourrait être une « séance type ».

Les séances individuelles régulières sont particulièrement pertinentes pour le suivi de difficultés chroniques (handicaps, pathologies psychiques invalidantes) mais s'adaptent aussi très bien au suivi de difficultés moins graves ou susceptibles de se résoudre ou s'améliorer significativement en quelques mois. Les forces de ce modèle d'action étant sa grande souplesse, la régularité qu'il impose, son évolutivité, et la qualité relationnelle qu'il permet, entre le patient et le cheval autant qu'entre le patient et le thérapeute, mais aussi entre le thérapeute et l'environnement du patient. En effet, il n'est pas rare dans ce type d'action que des patients présentant des handicaps ou maladies chroniques restent suivis pendant des années, ce qui fait que l'équithérapie va devenir un des piliers de la prise en charge plus globale du patient, être bien repérée par les autres professionnels, et accordant à l'équithérapeute une qualité de suivi qu'on pourrait comparer à celle d'un médecin de famille voyant les enfants grandir et les parents vieillir.

En revers de médaille, ce type de séance très régulières peut aussi conduire à une certaine routinisation nuisant à l'initiative et à l'évolution : les changements sont rarement spectaculaires et immédiats en équithérapie, aussi le rythme des séances, une fois construit et installé, a un caractère aussi rassurant que redoutable : il devient confortable, et difficile à faire varier ou à remanier profondément. Une fois les habitudes de séances prises, il y a un effort constant à assurer pour maintenir sur le long terme une dynamique thérapeutique, notamment en réévaluant le cadre régulièrement, et en osant des changements de modalités ou d'organisation parfois risqués du fait des déséquilibres et adaptations qu'ils imposent.

Séance collective

Modèle d'intervention privilégié par les établissements médico-sociaux, la prise en charge collective se construit sur un modèle comparable à celui des séances individuelles régulières, à ceci près qu'au lieu d'un unique patient, les séances concernent en même temps plusieurs patients. Les séances collectives sont parfois plus longues (1 h, 1h30, 2 h), vont souvent impliquer plusieurs chevaux (un cheval pour tout le groupe, un cheval pour deux, ou un cheval par patient par exemple), mais vont aussi plus rarement être menées par un équithérapeute seul. Fréquemment, l'équithérapeute va s'adjoindre impérativement l'aide d'un stagiaire, de bénévoles ou d'assistants, ou encore de proches des patients (parents, ou accompagnants du groupe venus de l'établissement médico-social).

Ce type de séance pose beaucoup de questions. La première étant celle des objectifs poursuivis : s'ils sont toujours individuels (chaque patient vient avec son propre projet de prise en charge individualisé), mais dans les faits ce vœu pieu se heurte à des conditions de réalisation qui sont par nature collectives (la séance peut difficilement être tout à fait adaptée aux difficultés et besoins de chacun des participants). Une façon de lutter contre ce biais étant de constituer des groupes homogènes en termes d'objectifs et besoins, de façon à ce qu'une même activité puisse être adaptée à l'ensemble des participants. Pour autant, si on peut évidemment concevoir que quatre adultes souffrant de troubles obsessionnels puissent chacun avoir besoin d'apaiser leurs angoisses, et que l'équithérapie pourrait être une bonne réponse en proposant par exemple des temps de relaxation à cheval, l'équithérapeute ne pourra pas se découper en quatre pour mener quatre séances de relaxation en même temps et il faudra soit que les séquences de relaxation se succèdent, soit compter sur des aides efficaces, et dans tous les cas s'adapter aux particularités individuelles – si se trouver à cheval angoisse l'un des quatre patients pendant que les trois autres essaient de se détendre à quelques mètres de lui, on peut douter de la qualité de ce temps de relaxation.

Une autre question est celle des accompagnateurs : s'ils apportent souvent une aide indispensable, ils sont rarement neutres, ne sont pas équithérapeutes, voire parfois ne connaissent pas grand-chose aux chevaux. Aussi, en plus d'avoir à gérer chaque patient et chaque cheval, ce type de séance impose à l'équithérapeute d'avoir à gérer tous les accompagnateurs présents (au point que certains équithérapeutes imposent aux accompagnateurs de suivre une formation avec eux avant de les intégrer en séance). Mener une séance pour deux ou trois patients autonomes et ne présentant pas de risques particuliers, avec un ou deux chevaux qui ne seront montés que quelques minutes chacun, cela reste faisable pour un équithérapeute seul. Mais mener une séance accueillant huit patients de 4 à 18 ans, souffrant de handicaps moteurs, sensoriels et/ou mentaux, certains avec des troubles du comportement, plus six chevaux dont toujours au moins un ou deux montés, plus un stagiaire, et plus six accompagnateurs de l'institution dont deux ont peur des chevaux et deux font de l'excès de zèle en prenant des initiatives plus ou moins appropriées : on voit bien quelles difficultés l'équithérapeute va devoir relever pour faire en sorte que cette séance soit thérapeutique. Un des risques de ce travail en collectif étant que le cadre de l'équithérapie verse du côté du sport ou du loisir – un groupe trop important, mal constitué ou difficile à gérer collectivement va impliquer de proposer la même activité à tout le monde, avoir un côté normatif, ou imposer que le temps de prise en charge par l'équithérapeute soit divisé entre chaque participant plutôt qu'il soit mutualisé comme l'imaginait le projet. L'occupationnel n'est jamais très loin en séances collectives.

Toutefois, le travail en collectif a aussi ses intérêts, et si les écueils d'objectifs et de qualité d'accompagnement peuvent être évités, c'est un cadre qui amène une dimension sociale intéressante : les relations nouées en séances vont pouvoir impliquer plusieurs patients entre-eux, ce qui va permettre par exemple de travailler sur la question de la modélisation sur les pairs, du jeu en groupes, de l'intégration du regard de l'autre, ou du sens de l'expérience partagée.

Le modèle des séances collectives est aussi privilégié par les établissements médico-sociaux car il est celui qui permet de réduire le plus les coûts. Sur un créneau d'1 h, deux à huit patients peuvent être pris en charge, et une séance collective coûte rarement plus que le prix de deux séances individuelles. Également, c'est la seule façon de mutualiser les frais de transport et d'accompagnement des patients entre l'institution et le lieu de prise en charge : déléguer un ou deux éducateurs et un véhicule pendant 2 h par semaine, ça reste faisable pour beaucoup d'établissements ; mais ça ne le serait plus si chaque patient devait venir en individuel, accompagné et avec un transport à gérer. Aussi, bien que ce cadre de pratique ait beaucoup de limites et reste largement critiquable pour ses manques en termes de précision, de confidentialité, de qualité d'accompagnement, et d'individualisation des soins : il n'en reste pas moins un type de séance largement pratiqué et un compromis pragmatique sans lequel on doit imaginer qu'au moins la moitié des patients accueillis en équithérapie ne pourraient pas en bénéficier.

Séance de groupe

Trop souvent confondues avec les séances collectives, parce qu'elles peuvent leur ressembler du fait qu'elles impliquent plusieurs patients simultanément, les séances de groupe reposent toutefois sur une direction très singulière : elles considèrent que le patient n'est pas un individu unique, mais le groupe constitué qui vient en séance. Il n'y a donc pas d'objectif ou de besoin individuel (ou s'il y en a, ils ne sont pas mis en avant), mais des objectifs ou des besoins communs. Les groupes les plus courants vont être des groupes familiaux, qui consultent pour essayer de résoudre un problème qui existe au sein du groupe : thérapie de couple, thérapie mère-enfant, thérapie familiale. On peut aussi citer des groupes constitués autour d'objectifs : par exemple, la guidance parentale face au handicap, des groupes d'analyse de pratiques professionnelles pour accompagner des soignants dans leur développement professionnel, des groupes autour de la prévention de rechutes dépressives ou de régulation des conduites addictives, des groupes de socialisation ou de développement d'habiletés sociales.

Le cadre de prise en charge est donc très spécifique : contrairement aux prises en charge collectives, il ne s'agit pas d'objectifs individuels qui sont mutualisés (on pourrait dire : il ne s'agit pas de séances individuelles qui se déroulent en même temps), mais il s'agit d'utiliser le groupe dans un intérêt collectif qui justifie d'avoir recours au groupe. L'unité de calcul, notamment tarifaire, n'est donc plus « au nombre de participants » comme c'est principalement le cas en séances collectives, mais bien à la séance. De même, les objectifs sont décidés et validés avec l'ensemble du groupe en amont, et l'évaluation finale concernera l'ensemble du groupe et non les individus qui le composent.

Ces séances seront généralement d'au moins 1h, mais ne seront pas nécessairement très régulières. Elles peuvent suivre une organisation sous forme de programme : sur le modèle d'un stage ou d'un séminaire, le suivi de groupe est alors relativement normé et préparé en amont, avec un certain nombre de séances dont les thèmes et l'organisation sont fixés pour répondre à la question qui est l'objet du groupe, puis les patients s'y inscrivent pour la totalité du programme.

L'utilisation des chevaux est souvent associée, en thérapie de groupe, à leur aspect systémique : les interactions sociales entre les chevaux, et entre les chevaux et les humains, vont faire l'objet de l'attention et des discussions : c'est l'aspect métaphorique de l'équithérapie qui est vecteur de changement. Ce qu'on peut voir ici et maintenant dans les relations qui se nouent et dans ce qu'elles évoquent peut être relié aux objectifs thérapeutiques. En changeant, individuellement ou collectivement, leur façon de fonctionner ou de se comporter, les patients peuvent en voir les effets sur les chevaux et en tirer des leçons ou conclusions. Les notions de rôle, de place de chacun, d'autonomie et de dépendance, de valeurs individuelles et collectives, d'objectifs communs, de régulation et de communication au sein de groupe sont des éléments particulièrement recherchés dans ces approches groupales et sont appuyées par les expériences autour des chevaux que vont proposer les équithérapeutes.

Séances régulières

Individuelles ou collectives, les séances peuvent aussi se définir et se distinguer d'après leur inscription temporelle : l'approche par régularité, inspirée aussi bien du cadre psychanalytique classique que du modèle de l'enseignement de l'équitation classique, privilégie que les séances soient rapprochées et peu intensives. C'est le classique cadre du « une séance d'1 h par semaine », et ses variantes : 2 x 30 minutes hebdomadaire, 2 x 45 minutes par mois, *etc.*

Cette visée privilégie le moyen ou le long terme, et met en avant le changement par la progression, avec l'idée que l'apprentissage distribué est plus efficace que l'apprentissage massé. Il va permettre d'accompagner les patients dans leurs progressions et régressions, en misant beaucoup sur la qualité relationnelle et sur le lien thérapeutique : c'est, notamment, à travers la rencontre humaine, avec le thérapeute et avec le cheval, que les changements vont s'opérer, petit à petit. Dans ce type d'approche, on ne s'attend pas à des changements spectaculaires ou brutaux, mais bien à des évolutions progressives, des changements solides qui se construisent au fil des séances, des réussites et des échecs, des prises de conscience et des acceptations, des maturations qui ne peuvent se réaliser que grâce au temps.

Séance de thérapie brève

Ces séances d'équithérapie s'inscrivent dans une prise en charge qui s'est donné une limite temporelle : reposant sur les concepts des psychothérapies brèves, systémiques ou non, qui cherchent à aller le plus vite vers la résolution d'un problème identifié, ou à permettre une avancée rapide. Contrairement aux approches reposant sur la régularité, le nombre de séances est défini à l'avance, et peut éventuellement s'adapter au cas par cas. On dépassera rarement les douze séances, qui peuvent être groupales ou individuelles, et plus rarement collectives. Il s'agit souvent de séances à thème, qui ont pour but d'explorer une thématique et d'aider à réfléchir, à penser, et à favoriser un cheminement à travers l'ici et le maintenant.

Deux effets thérapeutiques peuvent être recherchés dans ce type de cadre : la thérapie par l'*insight*, ou la thérapie par la graine semée.

L'*insight*, c'est la prise de conscience soudaine, l'*eurêka*, le déclic : ici, l'équithérapeute espère que le patient accueilli va connaître, à travers les situations vécues avec le cheval, un éclairage immédiat qui va faire advenir un sens caché ou permettre de découvrir quelque chose qui était inconnu et probablement manquant ou défaillant ou en relation avec les difficultés vécues.

C'est B., l'étudiant souffrant d'addictions qui découvre sa représentation de lui-même au cours d'un jeu de rôle : le thérapeute l'invite à construire, dans le manège et en présence d'un cheval en liberté, son univers et à l'habiter. Dubitatif, B. trace une ligne au sol autour de lui dans un angle, et y reste immobile, de longues minutes, pendant que le cheval se tient à l'autre bout du manège à regarder vers l'extérieur. Questionné par la thérapeute sur ce qu'il a construit et vu, B. sort de son angle et regarde la scène d'ailleurs : il s'aperçoit brusquement, sans mot dire, qu'il s'est mis dans un coin minuscule et vide, et que ça l'a coupé de l'interaction avec le cheval. Il devra sortir du manège pour cacher ses larmes en réalisant que ça correspondait précisément à sa situation de vie, isolé dans son coin par ses addictions et générant le désintérêt des gens qu'il aime : bouleversé mais étayé par la thérapeute, il reviendra dans le manège décidé à ne plus jamais faire comme ça. Il réclame de recommencer le jeu de rôle, seul. Toujours sans mot dire, il va chercher tout le matériel disponible dans le manège et construit une grande maison colorée, en plein milieu, avec divers objets ludiques qu'il semble prendre plaisir à disposer çà et là. Il fait mine de faire du sport et de se reposer dans sa « maison ». La curiosité du cheval a été piquée par le remue-ménage : après avoir regardé de loin toute la scène, le cheval vient de lui-même « à la porte » de B. qui va lui ouvrir, l'invite chez lui et lui fait visiter sa maison, avant de sortir en sa compagnie pour se promener dans le manège. C'est le déclic : cette séance marquante pousse B. à rappeler son ancienne petite amie, à qui il fait la promesse d'avoir changé et de ne plus se laisser entraîner dans ses travers ; elle lui accorde une chance. La thérapeute ne reverra B. que quelques mois plus tard pour un bilan final : il dit avoir compris, ne plus être dépendant, et avoir retrouvé une vie sociale qui le satisfait.

La thérapie par la graine semée, c'est au contraire une évolution immédiate mais discrète, qui produira ses effets plus tard. C'est un déclencheur, qui va changer quelque chose qui permettra, indirectement, qu'un processus sain ou de résolution se mette en route.

C'est K., cadre dynamique et ambitieuse qui venait à une séance isolée de *team building* avec ses collègues de bureau, et qui cachait son manque de confiance en elle derrière sa pression de la réussite. En séance, le thérapeute propose au groupe de conduire un cheval en liberté à travers un parcours assez chaotique, mêlant barres, chandeliers, cerceaux, chaises, tables, cubes et tout un désordre difficilement franchissable. Chacun s'essaie à tenter de choisir un des chevaux et à le conduire à travers un passage, mais même en se coordonnant efficacement, ça ne suffit pas, le parcours semble trop difficile, il y a certainement trop de tensions autour et le cheval finit par se sauver pour rejoindre les autres à chaque tentative : l'équipe se résout à abandonner et à se contenter d'avoir réussi à ce qu'un des chevaux fasse une petite partie du parcours. Mais K. n'est pas d'accord et s'agace, elle essaie de convaincre chacun d'y retourner pour aller jusqu'au bout. Le groupe se rejoint pour discuter avec le thérapeute, toujours dans le manège, autour de la situation et de ce qu'elle évoque. K. admet qu'elle s'est prise au jeu et qu'elle a toujours été poussée professionnellement par le challenge et la volonté de réussir, coûte que coûte. À ce moment, spontanément, à l'autre bout du manège, l'un des chevaux gratte le tas d'encombre pour s'y frayer un chemin, et le traverse de part en part sous le regard amusé de tous les participants qui l'applaudissent gaiement. K. ne saura pas quoi en dire. L'année suivante, elle adressera ses vœux au thérapeute en lui disant que cette situation avait probablement sauvé sa vie de famille : interloquée par ce qui s'était passé, par les questions que le thérapeute et le groupe avait évoquées à ce moment et qui faisaient écho à des reproches que lui adressait aussi son mari au sujet de l'éducation de leurs enfants, elle avait depuis beaucoup réfléchi, entamé un travail thérapeutique individuel et accepté de ne pas être parfaite, que ce n'était pas en contrôlant son entourage qu'elle pouvait forcer les résultats, et que la notion d'échec était toujours relative.

Action coup de poing

Pour certains publics, l'accès à l'équithérapie est impossible sur des modèles de séances répétées ou qui leur demanderait un investissement dans la durée. C'est tout particulièrement le cas avec les publics en difficultés sociales, qui sont, par nature, dans des situations de vie instables, où l'avenir est incertain, et où rien ne garantit leur disponibilité au-delà du court terme.

Le format d'équithérapie en stage est une réponse à ces situations : plutôt que de concevoir des prises en charge sur un moyen ou long terme, on propose une action qui va se dérouler en quelques heures ou quelques jours, par exemple un atelier de 3 h ou un stage de cinq jours à temps complet. Ces stages vont souvent faire appel à plusieurs séquences thématiques, qui peuvent impliquer un ou plusieurs équithérapeutes, ou aussi éventuellement d'autres professionnels qui vont venir se compléter pour diversifier les activités. On trouvera, par exemple, des séquences d'équithérapie en individuel et d'autres en collectif. Des temps de travail avec les chevaux, et des temps de réflexion ou d'échange avec le thérapeute, ou de parole en groupe. Il peut y avoir des volets formation ou aide par le travail, par exemple autour de la découverte des tâches d'entretien des chevaux, matériels et installations. L'équithérapie peut se combiner avec de la zoothérapie ou d'autres activités comme du maraîchage ou de la sophrologie.

Ces stages représentent une charge organisationnelle très lourde en amont, du fait des nombreux aspects logistiques qu'ils peuvent impliquer (choix du lieu et des chevaux, coordination de plusieurs professionnels, questions de transport, hébergement et restauration, *etc.*). Par ailleurs, le public qui y participe est rarement à l'initiative de sa participation (en dehors peut-être des stages de type développement personnel) et ne finance pas lui-même ce type d'action : assez fréquemment, les commanditaires de ces actions coup de poing sont des établissements sociaux ou des structures caritatives qui viennent en aide à certains types de publics. On peut citer, par exemple, une association qui organise ce type d'action tous les ans, pendant trois jours, au bénéfice d'enfants en post-hospitalisation. Une association de femmes atteintes de cancer et ayant subi des chirurgies mutilantes, qui organise des stages avec équithérapie une à deux fois chaque année. Un centre d'aide aux toxicomanes. Un service de l'État qui veille à la réinsertion sociale d'anciens détenus. Ou encore une association qui œuvre pour des personnes sans abri.

Ce modèle peut aussi trouver sa place dans le champ du handicap ou de l'éducation spécialisée : par exemple avec des actions destinées à accueillir des enfants en situation de handicap pendant les vacances scolaires, que ça soit en action de jour ou en internat, l'équithérapie venant mettre à profit ce temps libre pour proposer des prises en charge intensives à la journée, à la demi-journée ou à la semaine, accordant, paradoxalement, davantage de temps et moins d'urgence que les séances hebdomadaires classiques.

Externalisation

Quand certains publics ne peuvent pas se rendre à l'équithérapie : l'équithérapie peut se rendre vers certains publics. Le modèle d'équithérapie externalisée consiste, pour les professionnels, à amener chevaux et installations là où se trouvent les patients, plutôt que de compter sur les patients pour venir jusqu'aux chevaux, en centre équestre ou en centre d'équithérapie.

Les premiers équithérapeutes à avoir tenté cette expérience étonnante et ambitieuse ont créé ce modèle d'action dans le champ de l'intervention en milieu pénitentiaire. Plus qu'aucun autre public, les détenus n'ont pratiquement aucune occasion de sortir de leurs établissements pénitenciers, en particulier dans les maisons d'arrêt où sont regroupés les détenus purgeant les peines les plus lourdes – qui sont aussi ceux qui souffrent le plus des problématiques liées à l'incarcération, en plus des difficultés sociales et psychiques qui pouvaient préexister à leur incarcération. Pour atteindre ces publics, des équithérapeutes avaient fait le pari d'importer une structure équestre à l'intérieur d'une maison centrale pendant cinq jours : en dépit des énormes difficultés, le pari a été tenu et le modèle a connu un grand succès qui s'est réitéré pendant plusieurs années grâce aux effets favorables qu'il a eu sur le climat pénitentiaire, et de par la presse qu'il a occasionnée.

Fort de cette réussite, et s'inspirant aussi du cas des zoothérapeutes se déplaçant d'établissement en établissement avec leurs animaux sous le bras, le modèle s'est décliné à des actions plus courtes, allant d'une séance à une journée, en particulier au bénéfice des publics les plus difficiles à mobiliser vers les centres équestres : personnes âgées dépendantes, publics souffrant de handicaps lourds, publics en hospitalisation longue. Les séances se déroulent donc directement dans les établissements médico-sociaux, d'après des protocoles définis au cas par cas, de façon régulière, espacée ou ponctuelle, pour des séances individuelles ou collectives. Les thérapeutes créent une zone de travail avec barrières ou clôtures mobiles, sur herbe ou sur sable. Les chevaux et matériels arrivent par camion ou van pour la ou les séances. Après les séances, l'équithérapeute remballe sa structure mobile et ses chevaux et rentre aux écuries ou se rend dans l'établissement suivant. Il faut peut-être préciser que, malgré le volume de sujets de presse à ce sujet, les chevaux qui rentrent à l'intérieur des établissements, et plus encore des chambres des patients hospitalisés, relèvent plus du mythe ou de l'exception que d'un cadre de travail en équithérapie.

Les institutions gagnent ainsi de précieux temps de trajets et d'accompagnement, et le côté événementiel de voir des chevaux arriver marque les esprits en apportant de la vie et de la joie dans des établissements qui côtoient des situations difficiles au quotidien. Les équithérapeutes y trouvent aussi leur compte en touchant une patientèle plus large, et sur un modèle qui peut, dans certains cas, les libérer complètement des investissements nécessaires à la construction d'infrastructures d'accueil fixes. Bien entendu, ce type d'action représente un coût et implique une logistique lourde – il faut bien concevoir ce que signifie, deux, trois ou quatre fois par jour, charger et décharger des chevaux et tout un matériel en plus d'assurer des séances dans des environnements rarement très adaptés et limitant les possibilités techniques de travail.

Institutionnalisation

Le modèle de l'équithérapie institutionnelle n'est pas nouveau, bien qu'il semble se redécouvrir depuis quelques années : c'est même par lui qu'est née la médiation équine. L'idée de ce type d'action, c'est d'inclure institutionnellement l'équithérapie au sein d'un établissement médico-social, ce qui va impliquer notamment des personnels fixes dédiés à l'équithérapie, des installations équestres, et bien sûr des chevaux. Une fois ce plateau technique en place, l'institution bénéficie d'un service d'équithérapie qui a l'avantage d'être à disposition et mobilisable sur des actions variées – pourvu qu'elles puissent s'inclure dans le projet d'établissement.

En particulier, dans les structures médico-sociales avec hébergement, c'est toute la vie du cheval et ses rythmes qui vont pouvoir être mis au service des usagers. Si les journées sont souvent marquées par des créneaux de séances comparables à des prises en charge individuelles ou collectives, disposer d'installations ouvre aussi d'autres opportunités, en particulier en matière de socialisation, d'apprentissage, de responsabilisation, et même de professionnalisation. Certains patients ou services vont se voir confier la garde des équidés, le week-end, la nuit ou pendant des périodes de vacances. Il va falloir nourrir les chevaux, les faire travailler, les soigner, entretenir leurs pâtures, gérer leur santé, entretenir les infrastructures : autant de tâches à haute valeur symbolique qui vont pouvoir impliquer les patients ou des résidents, et faire partie d'un quotidien se rapprochant un peu plus des rythmes naturels et ouverts sur l'extérieur. L'arrivée de nouveaux chevaux, les naissances, les morts, les départs, les maladies, les blessures, les chevaux qui doivent travailler ou apprendre… autant d'occasions de raccrocher à la vie et d'en évoquer les aspects.

Certains établissements vont aussi utiliser le cheval comme levier vers l'insertion sociale ou l'emploi : ici, ce sont des travailleurs handicapés qui entretiennent les écuries qui sont ouvertes, certaines journées, à des cavaliers venant monter à cheval en club. Ailleurs, une ferme équestre intégrée à un établissement social permet aux résidents de passer un diplôme de palefrenier soigneur et de trouver un travail autonome. Dans cette association rurale d'insertion destinée à des sans-abri, les chevaux servent pour la traction et le maraîchage, les résidents produisant des fruits et légumes bio et les vendant, en calèche, sur les marchés locaux. Là, c'est un lieu d'accueil non conventionnel, perdu dans la montagne, qui reçoit des jeunes placés sous main de justice pour un séjour de la dernière chance et qui leur donne pour responsabilité de s'occuper d'un troupeau en échange de leur apprendre l'équitation et de les amener jusqu'en compétition.

Dans l'institutionnalisation, ce n'est donc pas la séance qui est nécessairement recherchée, mais plutôt une place qui est accordée aux chevaux : le cadre thérapeutique n'est pas seulement celui de la séance en soi, c'est avant tout le cadre qu'impose l'établissement de par son fonctionnement qui intègre totalement des chevaux.

L'ÉQUITHÉRAPEUTE

Devenir équithérapeute : parcours et formation

Métier-passion, l'équithérapie amène des professionnels de la santé à exercer avec des chevaux. Loin d'être anodin, ce choix de cadre de travail est souvent engagé et signe d'une orientation de vie.

En l'absence de réglementation et d'officialité du métier, le chemin pour accéder au métier d'équithérapeute peut sembler obscur, impossible, discutable, ou encore facultatif. Les vocations de devenir équithérapeute se sont très largement développées les vingt dernières années : initialement métier de niche, réservé à un certain public très spécifique et introduit dans un milieu peu ouvert sur l'extérieur, il fallait franchir bien des barrières pour découvrir la seule existence de la thérapie avec le cheval, puis pour accéder à l'information sur les écoles, réussir à s'inscrire et terminer sa formation. L'ère du numérique et de la communication a bouleversé cette situation, et l'avènement de la Société Française d'Equithérapie a particulièrement impulsé ce tournant. À travers la diffusion de l'équithérapie, une génération entière s'est construite professionnellement, parfois dès le plus jeune âge, autour du projet de devenir équithérapeute.

Les trois générations d'équithérapeutes

La première génération a été une génération de pionniers, qui ont connu leur ascension professionnelle dans les années 1970, et ont tenu la scène jusque dans les années 90. C'est une génération de découvreurs, de voyageurs, qui ont amené en France les modèles internationaux de pratique, et qui ont apporté une contribution fondatrice à la filière dans son ensemble : en théorisant les pratiques, en impliquant des praticiens autour d'eux, et en créant les premiers réseaux qui ont permis l'émancipation de l'équithérapie par rapport à l'équitation sportive et de loisir. C'est la génération de Renée de Lubersac, d'Hubert Lallery, de Jean-Louis Rouchy et de René Garrigue, pour ne citer que les personnages les plus connus et emblématiques. La 1e génération a pour particularité d'être partie, pour ainsi dire, de rien : ce sont leurs idées, qui ont cherché à mélanger équitation et soin, reposant sur des intuitions et des pratiques naissantes, qui sont devenues des théories, vues aujourd'hui comme des acquis, parfois comme des postulats difficilement questionnables, mais aussi par certains aspects comme des dogmes. C'est, par exemple, et pour citer un débat toujours brûlant, l'idée selon laquelle le sport et la thérapie poursuivent des ambitions inconciliables. C'est le concept du cheval jouant un rôle d'objet transitionnel, ou encore celle du cheval assurant des fonctions de portage au sens où Winnicott entend le *holding*. C'est la théorisation de l'attachement comme processus thérapeutique. C'est l'idée de la médiation fondamentale du corps, en considérant l'unité psycho-corporelle comme un tout indissociable et la perspective du soin comme holiste qui trouve écho dans la vision dite clinique de l'individu, dont la personnalité n'est pas la somme des parties qui la compose.

La seconde génération des équithérapeutes est arrivée sur le devant de la scène avec le XXIᵉ siècle, c'est celle qui a modernisé et professionnalisé la filière et qui est, aujourd'hui, en position de responsabilité. Ce sont les premiers thérapeutes qui aient été intégrés par l'entremise d'une formation spécifique, et tout particulièrement par l'intermédiaire de la formation FENTAC en ce qui concerne les praticiens intervenant dans le champ thérapeutique. Les pionniers de la 1ᵉ génération ont été leurs mentors directs : maîtres de stages ou d'apprentissage, formateurs, superviseurs, responsables des réseaux, représentants au sein des organismes nationaux et internationaux. Cette 2ᵉ génération s'est retrouvée légataire d'un héritage vivant, et la mise en retrait progressif de leurs aînés leur a accordé une responsabilité décisive, à travers notamment le choix de préserver ou moderniser le legs initial reçu. Fallait-il maintenir les théories et usages transmis par les pionniers, comme l'a fait la psychanalyse avec l'héritage freudien, ou fallait-il oser les réinterpréter à la lumière des évolutions scientifiques et sociétales, quitte à prendre le risque de s'en éloigner ou de les perdre ? C'est, finalement, ce conflit sur l'héritage qui caractérise le mieux la deuxième génération : certains ont choisi de conserver religieusement le joyau qu'ils ont reçu et d'essayer de le mettre à l'abri des temps, d'autres ont décidé de tuer le père, ou du moins de quitter le domicile parental, en ouvrant la thérapie avec le cheval à d'autres théories, reniant leur patronyme « TAC » pour prendre « équithérapie » comme nom d'épouse. Ils ont alors ouvertement choisi le chemin du soin moderne, avec tous les moyens de diffusion qui vont avec, en communiquant largement y compris à la presse, et en acceptant, comme contrepartie de la professionnalisation, la libéralisation et la marchandisation du soin, quitte à trahir l'idéal de discrétion, de désintéressement et de réserve qui leur avait été inculqué. Il y a, avec cette époque, une forme de désacralisation des dogmes et du passé : l'équithérapie n'a plus besoin d'être quelque chose « à part », mais elle devient un soin comme un autre, qui ne mérite plus d'être caché ou protégé du grand jour, et dont on peut vivre sans complexe au même titre qu'un médecin vit de la médecine. C'est une génération qui est arrivée à l'équithérapie dans un contexte très différent de la génération qui précède : ils n'y sont pas venus seuls et à partir de rien, ni par leur seule maturation personnelle liée à leur expérience professionnelle : ils y sont arrivés soit par un processus de reconversion, soit, pour la première fois, par un processus de formation initiale. Certes, ils ont eu à chercher, parfois loin et durement, des pairs pour réaliser leurs projets, mais ces pairs existaient et avait déjà préparé la table pour les accueillir. C'est aussi une génération arrivée plus jeune sur le marché du travail, avec moins d'expérience, mais dans un secteur qui disposait déjà d'une culture professionnelle qu'ils ont eu à intégrer mais pas à créer. Et pour la première fois, à partir des années 2000, il y a eu des équithérapeutes dont l'équithérapie a été le 1er métier qu'ils aient exercé, dès la fin de leurs études ; et pour la première fois, il y a eu des formateurs plus jeunes que les stagiaires qu'ils formaient. À partir de cette 2e génération, c'est l'étape de la diversification de la médiation équine thérapeutique qui s'enclenche : l'arbre du soin médiatisé par le cheval se ramifie, et les branches de la rééducation, de la psychomotricité, de la psychothérapie, des thérapies brèves, de la psychanalyse, et du coaching s'éloignent et se séparent : la dispersion des enfants de la 1e génération devient sensible, et il en découle une multiplication des organismes, l'apparition de nouveaux cloisonnements, et un élargissement du paysage avec un nombre de professionnels grandissant.

Arrive à présent une troisième génération : celle qui a grandi avec l'équithérapie, la génération de ceux qui ont pris référence sur les professionnels en place pour nourrir leur projet pendant dix ou vingt ans et qui ont été, notamment, alimentés par la diffusion qu'a mené la 2ᵉ génération. Certains ont eu la vocation de l'équithérapie dès leur enfance, et ont fait tout leur parcours d'études dans cette intention, depuis leur choix de bac. Peu d'entre eux ont connu des pionniers, et ils arrivent relativement naïfs ou ignorants des querelles, conflits et combats qu'ont menés ou mènent encore les équithérapeutes qui les ont précédés. Ils ont découvert l'équithérapie facilement grâce à l'accès à l'information de masse, en particulier par le net et les médias, et connaissent même les avatars liés à l'excès d'information. Ils n'auront jamais eu besoin d'être introduits dans le milieu à travers de lourdes recherches personnelles ou des rencontres qui leur auraient demandé un investissement important : il leur suffit de s'inscrire en formation pour devenir équithérapeutes, comme on s'inscrit à n'importe quelle école ordinaire, et ils ne sont pas vraiment concernés par les raisons historiques qui ont modelé le paysage – pas plus qu'un étudiant s'inscrivant en fac de psychologie ne se sent redevable des psychologues du passé ayant fondé et institutionnalisé la discipline. Ils arrivent à un moment où les référentiels de formation sont créés, éprouvés et fonctionnels, où la profession est prête à devenir officielle, et ils n'ont plus, finalement, qu'à choisir leur orientation, à se former et à faire carrière en s'appuyant sur les structures déjà existantes. Pour autant, cette génération est surprenante de maturité : elle a déjà, avant même d'entrer en formation, acquis une partie de la culture professionnelle et des repères tant théoriques que pratiques – c'est comme si elle avait déjà capitalisé sur les tâtonnements et erreurs des générations précédentes. C'est aussi une génération marquée par la communication et l'ère de la bienveillance : c'est elle qui impulse la réconciliation, le regroupement de la famille dispersée, le retour au dialogue et à la confraternité.

Des formations qui divergent sur leur ressemblance

En France, 3 organismes disposent de la reconnaissance de la filière pour ce qui concerne la formation et la qualification des équithérapeutes : la Fédération Nationale des Thérapies Avec le Cheval, la Société Française d'Equithérapie, et l'Institut de Formation en Equithérapie. Pour se démarquer, chaque école défend évidemment des particularités et spécificités qu'elle met en exergue, car, rappelons-le, chacune s'est créée plus ou moins directement en rupture par rapport à un passé : la FENTAC plaide pour son héritage de Renée de Lubersac et sa légitimité historique ; la SFE vante son ancrage dans le temps présent et son fort réseau d'anciens élèves ; l'IFEq met en avant sa neutralité et le pragmatisme de son approche professionnalisante. De même concernant leurs contenus : chacun éclaire avant tout les particularités de son programme, que ce soit le volume de stage, le nom de formateurs emblématiques, un thème ou un module audacieux...

Mais pour autant, les formations qu'ils proposent restent assez comparables : un volume de formation global tournant autour de 600 heures, 4 à 6 semaines de stages, une nécessité d'être professionnel de la relation d'aide et cavalier pour pouvoir y être admis, et un programme qui aborde les publics concernés par l'équithérapie, l'utilisation des chevaux en équithérapie, et des techniques thérapeutiques spécifiques. Leurs divergences objectives sont donc relativement mineures : l'étalement des heures de formation (sur 12 mois à 3 ans), les modalités pédagogiques et d'évaluation, des partis pris de programme, et certains aspects organisationnels (de lieu, de planning, de personnel dédié, de tarif, de modalités d'entrée). Peu mises en avant par les organismes dits sérieux, ces ressemblances viennent pourtant rappeler qu'il existe une sorte d'alliance tacite entre eux : leur intérêt commun est de tirer la filière vers le haut, en formant correctement leurs élèves pour qu'ils deviennent leurs meilleurs ambassadeurs. Assurer une certaine homogénéité de contenu entre tous les équithérapeutes formés est aussi une façon de maintenir un certain *statu quo* entre organismes : tant que chacun trouve son public et qu'il n'y a pas de problèmes majeurs liés aux pratiques des diplômés d'une école en particulier, la proximité, même tacite, des cadres et contenus valide aussi la qualité, le savoir-faire, et la légitimité de l'entente cordiale. Ce qui a plutôt tendance à servir l'intérêt général de la filière : les organismes sérieux se reconnaissent entre-eux, et cette indulgence réciproque évite de trop disperser les orientations des praticiens qu'ils diplôment. En particulier, la question de la déontologie est un trait d'union particulièrement fort, car si les codes sont différents entre écoles, les valeurs convergent unanimement.

Le parcours pour arriver à l'équithérapie

Toutefois les formations d'équithérapeute ne sont pas des formations tout à fait comme les autres : en partie car ce sont des formations professionnelles continues. Il s'agit du cadre juridique des formations conçues pour se réaliser tout au long de la vie professionnelle, notamment pour se perfectionner, pour s'adapter aux évolutions, ou pour se reconvertir en cours de carrière. Ce qui veut dire que ces formations ne se veulent pas « scolaires » ou « universitaires » : elles s'adressent prioritairement à des professionnels, des travailleurs déjà qualifiés, qui ont déjà suivi un parcours de formation dit « initial » avant d'arriver à ces formations. C'est un choix qui est souvent reproché car il interdit, notamment, d'entrer en formation d'équithérapeute immédiatement après le bac, ou avec uniquement un bagage équestre non professionnel. Mais c'est aussi un choix pertinent car il permet de proposer, en environ 600 h, des enseignements de très bon niveau et d'amener, à un tarif qui reste encore acceptable, des professionnels jusqu'au haut niveau de spécialisation attendu. Les écoles pourraient bien proposer des formations sur un modèle scolaire accessible post-bac voire pré-bac, toutefois ces formations devraient être beaucoup plus longues, donc plus coûteuses, et une bonne partie de leurs contenus n'aurait aucune originalité comparativement à d'autres formations médico-sociales facilement disponibles partout et par ailleurs qualifiantes.

Il y a donc une question de prérequis qui se pose pour définir le public auquel s'adressent les formations continues d'équithérapeute : il y a des nuances entre organismes sur les profils admissibles ou non, mais globalement tous s'accordent sur le fait que leurs formations se destinent à des professionnels médicaux, paramédicaux ou médico-sociaux qui soient par ailleurs cavaliers. Les jeunes qui veulent devenir équithérapeutes sont donc invités, après le bac, à suivre une formation médico-sociale – et le choix est large – et à avoir une pratique équestre personnelle. Les débats entre organismes vont alors concerner l'interprétation de ce cadre global : quelles sont précisément les professions médico-sociales admissibles ou non, certaines peuvent-elles devenir admissibles à condition qu'il y ait une expérience complémentaire, faut-il privilégier certaines professions qui semblent plus proches d'une certaine vision de l'équithérapie (psychologues, psychomotriciens, psychiatres…) sur d'autres qui peuvent sembler trop techniques ou éloignées du soin psychique (radiologues, dentistes…). Se pose aussi la question des professions à la frange : que faire des aides-soignants qui travaillent bien dans le paramédical mais qui ont un niveau d'études qui risque de les handicaper dans la formation en raison des bases théoriques, que faire des enseignants d'équitation qui exercent déjà au bénéfice de publics handicapés et qui voudraient aller plus loin en passant du côté du soin ? Faut-il exiger qu'ils passent tous un des Diplômes d'État médico-sociaux listés (quitte à devoir y perdre deux ou trois ans pour apprendre un métier qu'ils ne souhaitent pas exercer), ou peut-on leur laisser une chance quitte à leur accorder une place en formation rare et disputée qu'ils risquent de gâcher au détriment d'un « meilleur » candidat en s'apercevant que le niveau est trop difficile ou en ratant leurs examens après avoir perdu un à trois ans ? De même, pour le niveau équestre, quoi attendre exactement : faut-il privilégier des niveaux de performance comme cavalier (résultats de concours, nombre de Galops...), faut-il demander un diplôme justifiant d'une capacité équestre professionnelle, faut-il privilégier des diplômes d'équitation dite éthologique (Savoirs, Degrés...), peut-on se baser sur des expériences ou sur un bref test de niveau ? Il n'y a pas de réponses objectives à ces questions, mais seulement des compromis, qui peuvent diviser, dont l'effet va être de faciliter ou compromettre les projets professionnels des candidats à l'entrée en formation d'équithérapeute.

Une fois admis en formation, le parcours reste un cheminement exigeant à bien des égards. Devenus stagiaires, les futurs équithérapeutes découvrent les difficultés du métier, les compromis qu'ils auront à faire pour que leur projet puisse devenir réalité, et les exigences des processus de formation. Ces formations, qui touchent de petits effectifs, ont peu de points communs avec les formations scolaires : ce sont des formations de thérapeutes, et elles impliquent les stagiaires à la fois en tant que futurs professionnels et en tant que personnes, d'après qui ils sont, leurs valeurs, leur identité ; et ces aspects sont souvent encore flous ou en construction pendant la formation. Les stagiaires vont être mis à l'épreuve du doute, auront à questionner des certitudes, à apprendre à vivre avec l'inconnu et l'absence de réponses toutes prêtes. Les formations ne cherchent pas particulièrement à répondre aux questions que se posent légitimement les stagiaires, sur le métier, sur ce qu'il faut faire ou ne pas faire : les formations cherchent avant tout à amener les stagiaires à se poser de meilleures questions. À développer leur système de pensée, leur autonomie intellectuelle, leur capacité à étayer leurs choix et décisions, à s'adapter et à rebondir, à accepter la complexité de l'humain, à réfléchir sur hypothèses ; ils auront à être capables de prendre du recul et de penser une situation avec différents éclairages parfois contradictoires. Ils apprendront à mieux se connaître, dans leur rapport au cheval, dans leur rapport aux autres, et à mettre leur subjectivité au service de leurs patients. Se former pour devenir équithérapeute est une expérience humaine riche et marquante, jalonnée par des moments de crise et d'espoir, et constellée de rencontres : il faut un certain équilibre personnel, des motivations fortes, et une maturité professionnelle pour réussir ce parcours. Car au-delà des savoirs et apprentissages théoriques et pratiques, les formations d'équithérapeutes cherchent à valider une posture réflexive sur soi et sur autrui, un savoir-être de thérapeutes qui, tout en restant des femmes et des hommes faillibles et sensibles, vont être amenés à s'immiscer dans des situations douloureuses et complexes, parfois insolubles, dans lesquelles leurs réactions et décisions peuvent peser lourdement.

Enfin, on ne peut leurrer personne quant à l'idée que l'obtention d'un diplôme serait la fin du chemin amenant à être équithérapeute : une fois la légitimité acquise à travers le titre que valide le diplôme, un thérapeute est en permanente évolution professionnelle, et plus encore s'il travaille avec des chevaux. Il évolue, au fil des séances, en rencontrant des patients, en se frottant à des situations cliniques simples ou délicates, en formant et côtoyant des chevaux divers, en faisant des erreurs et en se trompant de chemin. Le développement professionnel tout au long de la vie est une étape incontournable à travers des supervisions, des groupes d'analyse de pratiques professionnelles, des intervisions, des formations continues, des lectures, des événements professionnels... Un équithérapeute mature tout au long de sa carrière, notamment du fait que chacune des situations qu'il rencontrera sera inédite et pourra, s'il s'en donne les moyens, être une source d'apprentissage qu'il pourra mettre au profit des situations futures.

Identité et spécificités

Les 2 faces de l'identité

L'usage étant de réserver la légitimité du port du titre d'équithérapeute aux seuls professionnels issus d'une formation longue spécifique, les profils des équithérapeutes sont filtrés par les conditions d'accès à ces formations. À condition toutefois de négliger le cas des équithérapeutes « autoproclamés » – puisque, rappelons-le, il n'y a pas de protection légale du titre – qui peuvent se faire valoir à travers des qualifications variées, soit des formations brèves, soit des formations sanitaires ou hippiques non spécifiques à l'équithérapie, soit d'autres formations en médiation équine aux dénominations obscures. Un des aspects primordiaux de l'identité étant la notion de reconnaissance collective : l'identité, c'est ce qui fabrique le sentiment d'être identiques, c'est une façon de valider l'appartenance à une communauté professionnelle, partageant notamment des valeurs, un parcours, et une culture commune. L'identité professionnelle est bâtie en soi, mais avec d'autres :.elle est sociale, et en chaque professionnel se trouve une part de ses confrères, actuels ou du passé. Les formations jouent un rôle décisif concernant cette reconnaissance : il y a d'une part la communauté des équithérapeutes qualifiés, qui se reconnaissent entre-eux et se distinguent des équithérapeutes non-qualifiés qui, eux, ne font pas corps faute de parcours et de culture commune. Les non-qualifiés subissent une certaine forme d'ostracisme de la part des professionnels « du milieu », notamment pour des raisons culturelles difficilement exprimables (ils sont reconnaissables car il n'ont pas « les codes », leurs pratiques sont intuitives ou étayées sur des arguments peu consensuels, ils tendent à reproduire le modèle des professionnels qualifiés sans maîtriser tous les enjeux) : ce clivage peut s'exprimer vivement dans divers contextes professionnels, en particulier dans les événements publics, les échanges sur les espaces professionnels des réseaux sociaux, ou encore dans les situations de pratiques concurrentielles. Ces mécanismes défendant un pré carré peuvent être comparables à des mécanismes immunitaires : le corps des équithérapeutes cherche à se protéger des cellules vues comme étrangères qui pourraient perturber son équilibre, et tente de les limiter, les marginaliser, et les expulser. Ce phénomène traduit l'autre face de l'identité : en définissant ce qui est identique, elle définit aussi ce qui est différent. À travers cette police de l'équithérapie, qui peut sembler peu glorieuse ou relever de la xénophobie au premier abord, un enjeu majeur : protéger les publics fragiles qui sont reçus en équithérapie en leur apportant des garanties sur la qualité des pratiques.

Si les équithérapeutes se reconnaissent entre-eux, ils se reconnaissent aussi à travers des communautés de formation : les « anciens » de la FENTAC, les « anciens » de la SFE, les « anciens » de l'IFEq, qui vont notamment partager, en plus d'une culture professionnelle plus large, des particularités quant à leurs parcours. Car ils vont avoir, parfois à 20 ans d'intervalle, fréquenté les mêmes lieux, rencontré les mêmes formateurs, eu des cours en commun, connu les mêmes joies, peines et craintes dans les situations d'examen ou d'évaluation. Ces expériences similaires, vécues au sein de chaque école, créent une nostalgie du temps de formation, tissent des liens forts entre les praticiens qui ont appartenu aux mêmes promotions, et facilitent les échanges notamment par les anecdotes et les réseaux internes qu'elles ont mis en place. Cette identité par école se traduit aussi par un certain esprit de clocher : on trouve toujours une tendance à privilégier les relations issues de la même formation, à se comparer et mettre en avant les spécificités de son ancienne école, à défendre sa formation, et à inciter à la choisir plutôt qu'une autre.

Le prototype de l'équithérapeute

L'identité de l'équithérapeute peut aussi se traduire par un sentiment de proximité avec un modèle archétypal, un prototype qui serait la synthèse parfaite et idéale de ce que devrait être un équithérapeute. La notion d'identité découlerait alors d'un sentiment de proximité ou d'éloignement par rapport à ce modèle : il ne s'agirait donc pas d'une catégorisation par des critères binaires objectifs, mais plus d'une catégorisation subjective par ressemblance ou divergence.

Comment pourrait-on représenter cet équithérapeute archétypal ?

Probablement, il s'agit d'une équithérapeute, dans la force de l'âge, à la fois dynamique et en pleine possession de ses moyens physiques, mais aussi expérimentée et mûre. Douce, patiente, bienveillante, mesurée, elle inspire confiance, sait briser facilement la glace, est suffisamment rassurante et avenante pour faciliter les confidences tout en inspirant la plus grande discrétion.

Elle a suivi brillamment des études médico-sociales, probablement de niveau Master : peut-être psychologue, psychothérapeute, ou orthophoniste, et a un haut niveau de maîtrise des fondements théoriques de la psychopathologie pour tous les publics et dans toutes les approches cliniques. Puis elle a suivi avec succès une formation longue d'équithérapeute, qui l'a passionnée sur tous les aspects et dans tous les thèmes abordés, et pendant laquelle elle a réalisé de nombreux stages longs et variés qui l'ont confrontée à des situations complexes dont elle a tiré profit. Elle a certainement validé son diplôme avec les félicitations du jury, en réalisant un travail de recherche audacieux sur un sujet rare et ambitieux, témoignant d'une fine capacité de réflexion et de compréhension qui a convaincu unanimement les jurés.

Vis-à-vis des chevaux, c'est une cavalière de longue date, certainement depuis sa plus tendre enfance. Elle est une cavalière de très bon niveau, Galop 7, qui a connu dans le passé le succès en compétitions classiques, mais elle n'est plus intéressée par la performance car elle apprécie avant tout le contact avec le cheval, et veut privilégier une relation respectueuse avec les équidés. Il ne serait pas surprenant d'apprendre qu'elle a arrêté la compétition à l'occasion d'un drame personnel, qui lui a fait prendre conscience de la valeur de la vie, motivé son souhait de mettre sa carrière au service des autres et notamment des plus faibles, et qui lui a montré que la réussite n'était pas de gagner un concours mais plutôt de partager une relation de qualité. Elle est certainement propriétaire de 3 chevaux personnels, un ancien, âgé et retraité, qui était son premier cheval avec lequel elle a tout vécu, qui a été le réconfort de ses moments difficiles, et qui l'a conduite vers l'équithérapie. Un deuxième, qu'elle a pris jeune et travaillé elle-même pour soulager son 1er cheval quand il a commencé à vieillir. Et un troisième, jeune poney ou poulain, qu'elle destine à l'équithérapie. Ses chevaux vivent au pré, en troupeau uni dans lequel la paix règne, mangent essentiellement de l'herbe, sont bien portants et en pleine santé, choyés de mille soins et attentions, sont proches de l'homme et ont une relation forte avec elle – il n'est pas rare qu'ils arrivent au galop en hennissant dès qu'elle s'approche de la barrière du pré. Après avoir arrêté la compétition, elle s'est tournée vers une approche du cheval moins technique, en dehors des clubs, et sans notion de performance : elle a développé le travail à pied, en liberté, longe et longues rênes, monte encore pour le plaisir sur le plat et en extérieur, elle attelle de temps à autre, et on lui reconnaît un tact inouï avec les chevaux : elle semble leur chuchoter à l'oreille, elle a un talent pour les comprendre et pour se faire comprendre. Plus qu'une bonne cavalière, c'est une excellente femme de cheval.

C'est donc tout naturellement que l'équithérapeute idéale a croisé son métier dans la relation d'aide avec sa passion pour les chevaux : il y avait une unité et une logique évidente à ça. Aujourd'hui, elle exerce l'équithérapie à temps plein chez elle, au sein d'installations équestres de qualité, presque neuves, propres, ergonomiques, confortables. Elle reçoit un public varié : beaucoup d'enfants, beaucoup de patients avec des troubles autistiques, quelques handicaps moteurs et sensoriels, des adultes avec des pathologies psychiatriques lourdes, un ou deux groupes de personnes âgées, des adolescents en rupture. Le soir et le week-end, elle reçoit en équithérapie des couples en crise ou des adultes en transition de vie. Elle ne travaille quasiment qu'en séances individuelles, presque toujours à pied et en liberté. Et, bien entendu, elle maîtrise parfaitement des dizaines de techniques thérapeutiques, de relaxation, de thérapie cognitive et comportementale, de thérapie humaniste, de thérapie psychomotrice, d'orthophonie, de thérapie analytique et de thérapies brèves systémiques. Elle est ainsi unanimement reconnue pour la qualité de son travail, obtient des résultats spectaculaires dans toutes ses prises en charge, est recommandée par ses confrères autant que par ses anciens patients.

Elle intervient d'ailleurs, ponctuellement, comme formatrice au sein d'une formation d'équithérapeute, encadre quelques étudiants dans leurs travaux de recherche, et accueille chaque année deux ou trois stagiaires équithérapeutes qui apprennent beaucoup à son contact. Membre d'un réseau professionnel, son sens de l'éthique est affûté, et c'est naturellement vers elle que les confrères se tournent lorsqu'ils vivent des situations complexes. Lors d'événements professionnels, elle est systématiquement sollicitée pour présenter une communication sur un des nombreux sujets dans lesquels elle excelle. Elle est supervisée une ou deux fois par mois par un psychologue qui l'accompagne dans son élaboration des situations cliniques rencontrées.

Cet idéal pourrait paraître caricatural sur bien des aspects, toutefois il ne fait pas outrage aux représentations communes en équithérapie, car il condense des qualités courantes et valorisées par la profession : c'est vers ce profil que cheminent la plupart des professionnels, et c'est cet archétype qui fait naître le fantasme de devenir équithérapeute.

L'identité vue comme singularité du Soi

La notion d'identité s'approche aussi de celle de personnalité, dans le sens où il s'agit du résultat, qui s'actualise à chaque instant, du sentiment continu d'exister. Dans cette vision, on peut remarquer que l'identité des équithérapeutes a quelque chose de peu commun à bien d'autres professions, du fait de deux particularités :

– c'est un métier qui s'acquiert après avoir acquis un premier métier ;

– c'est un métier qui s'acquiert en faisant passer un loisir dans le champ professionnel.

Ce qui veut dire qu'aucun équithérapeute n'était un soignant « neutre » avant de devenir équithérapeute : tous ont soit un autre métier (éducateur, infirmier, psychologue, assistant de service social, podologue…), soit au minimum une formation médico-sociale et/ou l'expérience professionnelle de la relation d'aide (étudiants avancés en psychologie, bénévoles associatifs de longue date, enseignants spécialisés, aide médico-psychologiques…). Ils ont donc déjà une qualification, un certain regard sur l'aide à autrui, des modèles de pratique, des compétences techniques, une culture soignante. Mais : chacun les siens. Car même deux professionnels exerçant le même métier n'auront, évidemment, pas les mêmes représentations sur leur identité professionnelle avant d'entrer en formation d'équithérapeute. Ce qui veut dire que les apports identitaires des formations d'équithérapeutes, puis des carrières d'équithérapeutes, vont toujours se greffer sur des pieds différents. Et ce qui implique que la situation de chaque équithérapeute soit parfaitement unique : s'il y a bien des modèles et des archétypes idéaux, il n'y a en revanche aucun costume livré clés en mains.

L'identité professionnelle de chaque praticien va devoir se construire à sa façon, en inventant à chaque fois une recette nouvelle pour intégrer les ingrédients uniques qui sont en présence. Chaque équithérapeute sera, notamment, influencé dans sa façon de pratiquer par ce qu'il était avant de se former. Est-ce à dire qu'un orthophoniste restera nécessairement un orthophoniste ? Certainement pas, car l'identité s'actualise, comme une base de soupe se transforme avec le temps et la cuisson, et par l'ajout de nouveaux ingrédients. Car en équithérapie, les professionnels sont amenés à sortir du seul champ de pratique que leur ouvrait leur premier métier : les kinésithérapeutes vont devoir davantage parler, les psychologues vont devoir davantage soutenir physiquement leurs patients. Par ailleurs, les formations continues et les expériences amènent aussi à progresser et changer professionnellement : nouvelles techniques, nouveaux publics, nouveaux modèles thérapeutiques s'acquièrent en permanence et font nécessairement évoluer, au même titre que l'expérience, la représentation de soi et l'identité professionnelle de chacun.

Le complexe du Sagittaire

L'autre aspect singulier avec lesquels l'identité des équithérapeutes se débat, c'est la place des chevaux dans la représentation de soi. Leur aura symbolique a joué sur tous les équithérapeutes, en les poussant à vouloir les mettre à profit de leur activité professionnelle. Le choix de travailler avec le cheval n'a rien de neutre pour des soignants : presque tous pourraient aussi bien exercer sans chevaux, auprès des mêmes publics, et peut-être même avec des résultats comparables. Mais : ils ont choisi d'investir un temps infini et de prendre de lourds risques pour pouvoir avoir le privilège de travailler en compagnie de chevaux et au service d'autrui. Pour beaucoup d'équithérapeutes, les chevaux en général ou certains chevaux en particulier ont ou ont eu une influence décisive sur leur choix. Certains ont connu un grave accident à cheval. Certains ont été sauvés d'un destin chaotique en se socialisant autour des chevaux. Certains auraient abandonné l'école tôt si les chevaux n'avaient pas été le chantage imposé par leurs parents. Pour d'autres, le cheval représente un héritage, transmis de générations en générations à travers une ferme, une race, des souvenirs ou une histoire multiséculaire. Il y a ceux qui ont été frappés par un mauvais coup de la vie et qui ont été relevés ou tenus debout par leur cheval. Ceux qui ont été émerveillés de voir un proche malade ou handicapé surmonter ses difficultés après avoir rencontré le cheval. Les histoires sont nombreuses, souvent teintées d'émotion et de gratitude. Devenir équithérapeute revient alors à rendre à d'autres le cadeau que la vie leur a fait en mettant le cheval sur leur route.

Et cette relation passionnelle, parfois viscérale vis-à-vis des chevaux, est un élément fort de l'identité personnelle, qui va être mis au défi de devenir un élément raisonnable de l'identité professionnelle. Le cheval, ou du moins une partie, va devoir glisser du domaine des loisirs pour envahir le champ du travail. Méfiez-vous de vos souhaits les plus chers, ils pourraient bien se réaliser : car quand il s'agit de travail, le contexte change parfois dramatiquement. On ne voit plus les chevaux seulement quand on en a envie, on ne travaille plus seulement avec les chevaux qui nous plaisent, on doit partager ses chevaux, on doit faire mille compromis sur les conditions de vie et de travail. Au plaisir et au désintérêt se greffent des responsabilités, des contraintes et un enjeu économique. Pour devenir équithérapeute, le rapport au cheval a besoin de changer, maturer et s'intégrer à l'identité professionnelle : la transition peut se faire en douceur, mais il n'est pas rare qu'elle soit douloureuse et vécue, au moins un moment, comme un deuil ou un renoncement.

C'est le complexe du Sagittaire : l'équithérapeute en construction est à la fois homme et cheval, idéal qui cherche à s'incarner et mythe du passé voué à disparaître, visant la sagesse mais qui est entravé par ses instincts. Le Sagittaire est représenté avec un arc, qui marque la tension vers l'avenir et le destin ; le centaure-archer est issu de mythes sumériens disparus à l'époque hellénistique, mais il est repris alors même qu'il est impensable pour un Grec qu'une créature aussi sauvage qu'un centaure puisse manier une arme aussi raffinée qu'un arc. Le Sagittaire s'attribue l'arme des hommes, et cherche à être reconnu par les hommes, comme les futurs équithérapeutes voudraient être vus en tant que soignants avant tout, bien que le cheval en eux leur rappelle à chaque instant qu'ils sont chevaux car amoureux des chevaux. Le dilemme naît du fait que rares étaient ceux qui s'attendaient à avoir à affronter cette question : l'équithérapeute est-il d'abord un soignant, ou d'abord un professionnel du cheval ? Il y a un compromis délicat à trouver, en accordant une juste place, dépassionnée, aux dimensions soignantes et hippiques de sa personnalité pour que se structure une identité professionnelle stable et apaisée. La résolution de ce complexe est un moment clé de la maturation professionnelle : c'est d'elle que dépend le passage de l'idée de « double compétence » se résumant à l'équation soin + cheval = équithérapie, à une unité holistique dans laquelle l'identité ne peut se résumer à une somme de parties, et correspond bien à une intégration de l'ensemble de ces compétences et représentations. Dans la soupe finale, le poireau et la pomme de terre sont devenus indissociables et indiscernables. Ce cheminement, accompagné par les formations et les débuts de la pratique sous supervision, est une étape individuelle fondatrice qui, si elle est commune à tous les équithérapeutes, prend une tournure singulière pour chacun, selon son histoire. Et comme tant d'étapes du développement de la personnalité, l'épreuve du complexe du Sagittaire inscrit sa trace dans les suites de l'histoire : s'il s'apaise et ouvre à une identité professionnelle nouvelle, il en restera toujours quelque chose d'irrésolu que les expériences suivantes pourront, à tout instant, venir invoquer ou répéter en écho : terrassé par sa propre flèche, il est devenu constellation.

POSTFACE

J'ai bon espoir de ne pas avoir trop égaré malgré les sinuosités de la ligne suivie par cet ouvrage. Il doit paraître, dans le choix des thèmes retenus et de leur angle de traitement, que l'histoire semble avoir joué un grand rôle dans les événements qui ont conduit à *L'équithérapeute cultivé*. Ce n'est pas une grande Histoire, noble et vaniteuse ; c'est la petite histoire d'un petit groupe d'humains qui, en choisissant de vivre leur passion au grand jour et de la mettre au service des autres, ont fini par créer un champ professionnel devenu culture. À travers mes récits, c'est aussi l'hommage de la génération suivante qui se trouve ici. Certainement pas un hommage pieu et seulement révérencieux, mais l'hommage que rend la fierté de succéder à d'illustres ascendants, qui, peut-être, désapprouveraient fermement bien des choix que nous avons faits ; ils méritent l'honneur de l'immortalité en commémorant leurs actes et en ravivant leurs modèles. L'histoire qu'ils nous lèguent, au travers des myriades d'anecdotes, textes, et souvenirs qui composent la petite histoire, continue de vivre avec nous : elle nous enseigne des causalités, capitalise quarante années d'expériences, invite à ne pas reproduire les mêmes erreurs.

Sous leur illustre patronage devenu symbolique, nous avons à relever, nous, équithérapeutes, les défis du XXIe siècle. Nous nous sommes multipliés en générant une branche et une filière professionnelle en forte croissance. Mais nous affrontons les tendances, l'accélération du temps, et le lissage par standardisation. Tant qu'une culture professionnelle tiendra, nous aurons de bonnes chances de maintenir des valeurs fondatrices sur lesquelles nous sommes construits : le progrès plutôt que la croissance, l'ici et le maintenant plutôt que les conjectures angoissantes, la justesse dans la sobriété et la discrétion plutôt que le pouvoir par la complexification et le battage. N'oublions pas que la société crée les troubles que nous retrouvons dans nos séances : faire résistance aux facilités qui sont les appâts du temps présent, c'est aussi l'une de nos missions. Faire primer la qualité sur la quantité devrait, plus que jamais, être au cœur de nos préoccupations.

À l'heure ou semble se dessiner un grand regroupement de toute la filière, sous l'égide du Syndicat Interprofessionnel des Praticiens de la Médiation Équine, les questions de culture professionnelle et de filiation vont nécessairement refaire surface, car on ne partagera pas, en peu de temps et à 1000, une histoire qui est celle d'au plus 500 d'entre nous. Élargir une famille pose toujours des questions d'héritage et d'intégration : et nous allons avoir à trouver un équilibre dans la préservation des patrimoines respectifs de chaque groupe, tout en les amenant à s'acculturer tous ensemble. Nous avons à nous créer une nouvelle identité dans le respect de nos différences. Les travaux autour des valeurs, des terminologies, et des bonnes pratiques seront des clés importantes pour mener ce grand chantier. À l'opposé, le risque d'appauvrissement par l'ouverture, l'homogénéisation, et l'amalgame entre les différentes branches de la médiation équine est bien réel et mérite d'être appréhendé avec beaucoup de sérieux. Nous devons réussir à distinguer les valeurs, intérêts et objectifs communs à tous les praticiens en médiation équine, de ceux propres aux équithérapeutes qui, à défaut, courraient le risque d'être dissous dans le grand bouillon de l'interprofessionnalité – ça n'en est pas l'objectif.

Dans chaque contradiction se trouvent des étincelles de pensée qui, mises bout à bout, illuminent de vastes domaines ou éclairent des réalités complexes sous un nouvel angle. Les esprits libres auront à cœur de trouver matière à désaccord dans les débats que cet ouvrage aura menés. Rien ne pourra plus me satisfaire si, parmi eux, s'en trouvent certains qui auront été révélés par sa lecture.

Chers confrères d'aujourd'hui ou de demain, chers collègues, nous n'avons pas besoin d'être d'accord : c'est du doute et du débat que naît la lumière, et de l'acceptation inconditionnelle que naît la servitude.

J'aimerais avoir une autre vie devant moi pour remercier chacun de vous qui, pendant ces 20 dernières années, en contrariant mes idées ou en m'inspirant la contradiction (ce qui n'est jamais difficile), m'avez poussé à cultiver mon système de pensée, à mieux élaborer ma façon de voir les choses, à identifier mes valeurs personnelles, à prendre du recul sur mes certitudes, ou à nuancer mes représentations. Parfois, vous m'avez fait changer d'avis, même si ça a parfois pris des années. Souvent, vous m'avez permis de mieux appréhender mes propres idées. Toujours, vous avez aidé des réflexions à maturer et à trouver leur place dans un ordre de significations plus solide. Je suis riche de nos désaccords. Cet ouvrage, qui fixe une part de ce qui m'habite aujourd'hui, c'est un peu le vôtre : il arrive grâce à vous, et malgré vous. Puisse-t-il vous rendre le bien que nos rencontres m'ont fait.

A propos de l'auteur

Nicolas Emond est psychologue développementaliste diplômé de l'*Université Paris 5*, et équithérapeute formé à la *FENTAC* et à l'*EAGALA*.

Il est l'auteur de plusieurs travaux de recherche, monographies et communications sur le sujet de l'équithérapie et de la médiation équine, dans lesquels il s'intéresse plus particulièrement aux aspects techniques et sociétaux de la discipline et de son développement.

Il a été membre du Bureau de la *FENTAC*, a cofondé la *Société Française d'Équithérapie* dont il est équithérapeute associé, est membre de la fédération *Horses in Education and Therapy International*, et a impulsé la création du *Syndicat Interprofessionnel des Praticiens de la Médiation Équine* dont il est un administrateur.

Il est fondateur et directeur de l'*Institut de Formation en Équithérapie* depuis 2012, au sein duquel il mène notamment une activité clinique et de supervision, et une activité de formateur et d'ingénierie en développement de compétence dans le domaine de l'équithérapie et de la médiation équine.